Brigitte Worofka
Jutta Lassmann
Kurt Bauer
Wolfgang Kristoferitsch

Praktische Liquorzelldiagnostik

SpringerWienNewYork

OA Dr. Brigitte Worofka*
OA Dr. Jutta Lassmann**
Prim. Univ.-Doz. Dr. Kurt Bauer*
Prim. Univ.-Doz. Dr. Wolfgang Kristoferitsch**

*Institut für Labormedizin
**Neurologische Abteilung
SMZO/Donauspital, Langobardenstraße 122, A-1220 Wien

Gedruckt mit Unterstützung von
Biogen GmbH, Boehringer Mannheim Austria GmbH,
Carl Zeiss GmbH, Glaxo Wellcome Pharma GmbH,
Hoffmann-La Roche Wien GesmbH, Schering Wien GesmbH,
Serono Pharmazeutische Präparate GesmbH

Datenkonvertierung: H. Meszarics • Satz & Layout • A-1200 Wien
Druck und Bindearbeiten: DAN, Ljubljana, Slovenia

Graphisches Konzept: Ecke Bonk

Gedruckt auf säurefreiem, chlorfrei gebleichtem Papier – TCF

SPIN: 10648135

Umschlagbild: siehe Abb. 67

Mit 104 farbigen Abbildungen und 2 Graphiken

Die Deutsche Bibliothek – CIP-Einheitsaufnahme

Praktische Liquorzelldiagnostik / Brigitte Worofka ... – Wien ; New York:
Springer, 1997
ISBN 3-211-83060-X

ISBN 3-211-83060-X Springer-Verlag Wien New York

Vorwort

Anregungen, dieses Buch zu verfassen, bekamen wir zunächst von Teilnehmern unserer liquorzytologischen Kurse und von interessierten Kollegen in unserem Haus. Bei weiteren Recherchen stellte sich heraus, daß deutschsprachige Bücher über Liquorzytologie durchwegs vergriffen und nicht mehr im Buchhandel erhältlich sind.

Das Buch soll dem interessierten Arzt oder medizinisch-technischen Assistenten als Einführung in die Liquorzellbefundung dienen. Es ist aber auch als Hilfe für den auszubildenden Befunder gedacht. Es ist somit „für die Manteltasche" konzipiert und kann die Standardwerke über Liquorzytologie nicht voll ersetzen. Der überwiegende Anteil der Abbildungen stammt von Patienten des SMZ-Ost/Donauspital und stellt einen repräsentativen Querschnitt liquorzytologischer Präparate dar, wie sie an einem Schwerpunktkrankenhaus mit allen Abteilungen anfallen. Wenige Abbildungen – in erster Linie von Tumoren – stammen aus der Tätigkeit eines Autors (W. K.) am ehemaligen Liquorlabor der Wiener Neurologischen Universitätsklinik.

Wir möchten allen Abteilungsleitern des SMZ-Ost und ihren Mitarbeitern für die gute Kooperation und das Einverständnis, die liquorzytologischen Präparate ihrer Patienten zu veröffentlichen, danken. Insbesondere danken wir Herrn Univ.-Doz. Dr. M. Sacher (Vorstand der Kinderinternen Abteilung), Herrn Univ.-Prof. Dr. E. Knosp (Vorstand der Neurochirurgischen Abteilung) sowie Herrn Univ.-Prof. Dr. K. H. Tragl und Herrn Univ.-Prof. Dr. J. Neumark (Vorstände der Intensivstationen).

Besonderer Dank gilt den medizinisch-technischen Assistentinnen des Zentrallabors, die die hohe technische Qualität der Präparate ermöglichen.

Brigitte Worofka
Jutta Lassmann
Kurt Bauer
Wolfgang Kristoferitsch

Technische Anmerkungen

Die Aufbereitung des Zellmaterials erfolgte mit einer Universal-Zentrifuge (Hettich, Tuttlingen, BRD), wobei das zelluläre Material mit einer Zytokammer direkt auf einen Objektträger aufzentrifugiert wurde (Rotor Nr. 1387, Zyto-Nutgehänge Nr. 1266). Je nach Zellzahl wurden Zytokammern mit einem Fassungsraum von 4 ml (Best.-Nr. 1273) oder 1 ml (Best.-Nr. 1275) verwendet. Die Trockenzentrifugation wurde mit einer speziellen Filterkammer (Best.-Nr. 1281) durchgeführt.

Anschließend wurden die Liquorsedimente auf einem Wescor Aerospray Slide Stainer 7100 (Wescor Inc., Logan, Utah, USA), einem Schnellfärbegerät, nach Romanowsky gefärbt.

Die mikroskopische Beurteilung und die Bildaufnahmen erfolgten auf dem Photomikroskop Axiophot der Firma Carl Zeiss GmbH unter Verwendung von Ölimmersionsobjektiven $40\times$, $63\times$, $100\times$.

Inhaltsverzeichnis

Einleitung

Der Liquor cerebrospinalis ist als Suspensionsmedium für Gehirn und Rückenmark für die mechanische Integrität dieser Organe notwendig. Daneben ist der Liquor auch Transportmedium für eine große Zahl löslicher Substanzen, wie z. B. Elektrolyte, Glukose und Immunglobuline, sowie für unterschiedliche Zellen. Die Sekretionsrate beträgt 0,35 ml/Minute oder 500 ml/Tag. Dies bedeutet, daß der gesamte Liquor alle 5–7 h erneuert wird. Die Blut-Liquorschranke trennt beide Flüssigkeitskompartimente sehr effektiv.

Die Analyse des Liquors war die erste und blieb über viele Jahre auch die wichtigste neurologische Zusatzuntersuchung. Erst seit Entwicklung der modernen bildgebenden Verfahren wurde die Bedeutung der Liquordiagnostik auf wenige **Fragestellungen** eingeschränkt:

- Besteht eine entzündliche Erkrankung des ZNS, der Meningen oder der Nervenwurzeln?
- Ist diese erregerbedingt?
- Hat eine Blutung in den Liquorraum stattgefunden?
- Kommt es zur Absiedelung von Tumorzellen in den Liquorraum?
- Besteht ein Therapieerfolg?

Vor einer Lumbalpunktion ist zu berücksichtigen, daß auch eine korrekt durchgeführte Gewinnung des Liquors mit Unannehmlichkeiten für den Patienten verbunden sein kann (während der Lumbalpunktion: Wurzelirritation, postpunktionell: Kopfschmerz, Doppelbilder, Tinnitus, Hörminderung, Rückenschmerzen). Bei Nichtbeachtung der **Kontraindikationen,** wie

- lokale Infektion der Punktionsstelle
- erhöhter intrakranieller Druck
- Blutungsneigung (Gerinnungsstörung, Antikoagulantientherapie)

können gefährliche, ja sogar letale Komplikationen eintreten. Eine Lumbalpunktion sollte daher bei Beachtung sämtlicher Kontraindikationen nur dann durchgeführt werden, wenn die dadurch zu erwartende spezifische Information wesentlich zur Diagnostik und Therapie der vermuteten neurologischen Erkrankung beiträgt.

Die Liquorentnahme erfolgt normalerweise lumbal, wobei der Patient mit gekrümmtem Rücken sitzt oder in Seitenlage gebracht wird. Andere Techniken, wie die Subokzipitalpunktion oder der laterale zervikale Zugang sind nur in Ausnahmefällen indiziert. Zum Auffinden der lumbalen Einstichstelle dient die Verbindung zwischen beiden Darmbeinkämmen, die den Dornfortsatz des vierten Lendenwirbels schneidet. Die Punktion erfolgt unter sterilen Kautelen, eventuell nach vorheriger Applikation eines Lokalanästhetikums zwischen L3/4, L4/5 oder L5/S1. Der Einstich erfolgt streng median in leicht kranialer Richtung, wobei der Schliff der Nadel parallel zur Längsachse der Wirbelsäule stehen soll. Dadurch wird eine größere Perforation der Dura vermieden. Man spürt den Durchstich durch das Ligamentum longitudinale posterior und beim Eindringen der Nadel in den Liquorraum ein Nachlassen des Widerstandes. Nach Herausziehen des Mandrins soll der Liquor spontan abtropfen. Ist dies nicht der Fall, kann mit einer halben Drehung eine Verlegung der Nadelspitze durch eine Nervenwurzel korrigiert werden. Tropft weiterhin kein Liquor ab, wird die Nadel nach Wiedereinführen des Mandrins weiter nach vor geschoben oder zurückgezogen. Durch Verwendung von atraumatischen Punktionsnadeln lassen sich postpunktionelle Beschwerden minimieren.

Für die Routineuntersuchung beim Erwachsenen (Zellzahl, Sediment, Gesamteiweiß, Glukose, Albumin, Immunglobuline) sind mindestens 2 ml Liquor erforderlich. Es ist jedoch empfehlenswert, mehr Liquor zu gewinnen, um Material für Spezialuntersuchungen, die sich oft erst als Folge der Routinediagnostik ergeben, zur Verfügung zu haben.

Für die Zytodiagnostik soll der Liquor möglichst rasch verarbeitet werden (binnen einer Stunde), um eine postpunktionelle Zytolyse, die das Differentialzellbild verfälschen kann, hintanzuhalten. Für Proteinanalysen kann der Liquor nach Abzentrifugieren im Kühlschrank bei 4° C bis zu einer Woche gelagert werden. Sind Spezialuntersuchungen zu einem späteren Zeitpunkt vorgesehen, empfiehlt es sich, die Proben bei -70° C tiefzufrieren. Liquorproben, die Bakterien oder Pilze enthalten könnten, sollen möglichst rasch untersucht werden. Liquor zur Kultivierung von Bakterien darf nicht gekühlt werden.

Kinetik der Liquorzellen

Im normalen, lumbal entnommenen Liquor finden sich Lymphozyten und Monozyten. Das Verhältnis beider Zellarten wird in der Literatur je nach Verarbeitungsmethode zwischen 60:40 bis 80:20 angegeben.

Herkunft der Liquorzellen

Die Liquorzellen stammen aus dem peripheren Blut. Sowohl aktivierte Lymphozyten, wie auch Monozyten können die Blut-Liquor-Schranke überwinden, wobei die aktivierten Lymphozyten, so sie kein spezifisches Zielantigen antreffen, wieder in einen postaktivierten Ruhezustand übergehen [1]. Der Zellaustausch zwischen Blut und Liquor erfolgt äußerst langsam, für Monozyten z. B. fand man eine Austauschrate von ca. einem Jahr (experimentelle Untersuchungen sowie kinetische Studien bei Patienten mit Knochenmark-Transplantation) [2, 3]. Ähnlich langsam scheint die Austauschrate bei Lymphozyten unter Normalbedingungen zu sein. Im Rahmen einer peripheren Immunstimulation, z. B. bei Infekten, kommt es jedoch zu einem vermehrten Einstrom aktivierter T-Lymphozyten und zu einem wesentlich rascheren Austausch der Lymphozyten ohne wesentliche Zellzahlerhöhung [1].

Aus obigen Ausführungen ist erklärbar, daß auch in der normalen Liquorflüssigkeit einzelne aktivierte Lymphozyten zirkulieren. Für eine Aktivierung der Monozytenpopulation im Liquor ist ein entzündliches Geschehen im ZNS Voraussetzung.

Obwohl die proinflammatorischen Mechanismen noch nicht im Detail geklärt sind, ist unumstritten, daß meningeale Gefäße sensitiver auf entzündliche Stimuli reagieren, als parenchymale Gefäße. So bewirken z. B. Bakterien bzw. deren proinflammatorische Zellwandkomponenten primär eine Meningitis und erst bei wesentlich höherer Keimkonzentration eine Enzephalitis [4].

Die Präsenz von Fremdantigenen (Viren, Bakterien etc.) und auch Autoantigenen im Liquorraum führt zur lokalen Entzündungsreaktion,

d. h. zum Einstrom von Entzündungszellen und Serumproteinen. Qualität und Quantität der Entzündungsreaktion wird vorwiegend über Zytokine und Chemokine gesteuert. Proinflammatorische Zytokine (TNF-Alpha, Interleukin-8, Gamma-Interferon) werden von aktivierten Lymphozyten und Makrophagen produziert und bewirken an der Blut-Liquor-Schranke eine Aufregulation von Adhäsionsmolekülen. Diese Adhäsionsmoleküle geben anderen zirkulierenden Leukozyten gemeinsam mit lokal produzierten Chemokinen ein Signal, in den Liquor einzuwandern. Chemokine sind kleine Eiweißmoleküle, die je nach ihrer molekularen Beschaffenheit verschiedene Leukozytenpopulationen aktivieren können. Bestimmte Chemokine, z. B. Interleukin 8, wirken chemotaktisch vor allem für Granulozyten und spielen daher bei der bakteriellen Meningitis eine besondere Rolle. Andere Chemokine reagieren selektiv mit Monozyten, wie z. B. bei traumatischen und vaskulären Läsionen.

Art und Zusammensetzung eines entzündlichen Liquorzellbildes wird durch die Balance von Zytokinen, Chemokinen und Adhäsionsmolekülen bestimmt. Diese Balance ist ein dynamischer Vorgang, der sich selbst im Verlauf einer entzündlichen Erkrankung verändert.

Außer über das Blut können Entzündungszellen auch aus liquornahen Hirnparenchymläsionen in den Liquorraum einwandern. Dies gilt sowohl für klassische Entzündungsprozesse, wie z. B. die Multiple Sklerose, als auch für sekundär destruktive Prozesse, wie z. B. liquornahe ischämische Läsionen.

Zelleliminierung

Bislang ist wenig über die Mechanismen der Zelleliminierung aus dem Liquorraum bekannt. Prinzipiell sind 3 Wege denkbar:

1. Die lokale Zerstörung der Zellen, z. B. durch programmierten Zelltod (Apoptose) [5] oder durch Nekrose.
2. Die Migration der Zellen über die Wand meningealer Gefäße in den Blutkreislauf.
3. Der Abfluß über die Meningen in das Lymphsystem [6].

Für eine Rückwanderung der Zellen in das Gefäßsystem gibt es bislang keinen sicheren Beweis. Degenerierende Zellen im Liquor finden sich immer wieder, entstehen jedoch sicherlich auch durch abnahmebedingte bzw. zeitliche Artefakte. Eine Abwanderung von Liquorzellen in das lymphatische System ist prinzipiell bewiesen, scheint jedoch quan-

titativ nicht von großer Bedeutung zu sein. Man fand z. B. nach Subarachnoidalblutung Erythro- bzw. Siderophagen in den tiefen Lymphknoten des Halsbereiches. In diesen Lymphknotenstationen können
manchmal auch Metastasen intrazerebraler Malignome angetroffen
werden.

Makroskopische Beurteilung des Liquors

Der normale Liquor ist klar, durchsichtig und farblos. Jede Trübung oder Verfärbung muß als pathologisch angesehen werden.

Trübung

Eine Trübung ist fast immer durch eine Vermehrung von Leukozyten bedingt. Ab einer Zellzahl von ungefähr 400/µl kann man bereits eine leichte Trübung erkennen, über 1500 Zellen/µl ist sie deutlich. Liegen mehr als 3000 Leukozyten/µl vor, wird der Liquor eine weißgelbliche, zähe Flüssigkeit.

Bei entzündlichen Veränderungen kann es zum Übertritt von Fibrinogen in den Liquor kommen. Läßt man diesen Liquor längere Zeit stehen, fällt das Fibrinogen in Form feiner spinnwebenartiger Gerinnsel aus. Diese Veränderung tritt vor allem bei tuberkulöser Meningitis auf. Die Tuberkelbakterien reichern sich in diesem Gerinnsel an und lassen sich hier nachweisen.

Blutiger Liquor

Rötlich verfärbter Liquor bedeutet eine frische Blutbeimengung, wobei diese durch eine Blutung in den Liquorraum oder artifiziell durch Verletzung eines Gefäßes bei der Punktion verursacht sein kann. Zur Differenzierung soll der Liquor fraktioniert entnommen werden (Dreigläserprobe). Bei artifizieller Blutbeimengung ist die erste Portion intensiver rot gefärbt, die folgenden werden heller bzw. farblos. Bei einer primären Blutung in den Liquorraum enthalten alle gewonnenen Proben gleich viel Erythrozyten, die Rotfärbung ist in allen Röhrchen gleich.

Die Erythrozytenmorphologie läßt keine Aussage zu, um welche Art von Blutung es sich handelt.

Xanthrochromie

Unter Xanthochromie versteht man die Gelbfärbung des Liquors. Diese entsteht nach Blutungen durch Abbau von Hämoglobin zu Bilirubin, weiters bei Ikterus durch den Übertritt von Bilirubin in den Liquorraum oder bei erhöhtem Gesamteiweiß ab 5000 mg/l.

Nach einer Blutung in den Liquorraum kann die Xanthochromie etwa 6 Stunden nach Blutungsbeginn nachgewiesen werden. Bilirubin bleibt bis zu 3 Wochen nach einer Blutung im Liquor pathologisch erhöht.

Zellzählung

Die Zellzählung sollte möglichst rasch nach der Liquorentnahme durchgeführt werden (im Idealfall innerhalb einer Stunde).

Für die Zählung benötigt man

- Fuchs-Rosenthal-Zählkammer mit optisch plan geschliffenem Deckglas
- Leukozytenmelangeur
- Liquorzählflüssigkeit
- Mikroskop

Vorbereitung der Fuchs-Rosenthal-Zählkammer

Die seitlichen Glasflächen der Kammer werden leicht angefeuchtet und das geschliffene Deckglas von der Seite her aufgeschoben, sodaß auf beiden Flächen Newton'sche Ringe sichtbar werden. Das Deckglas befindet sich dann in reproduzierbarem Abstand vom Boden der Kammer. Das Volumen der Kammer beträgt 3,2 µl.

Vorbereitung des Liquors

Vor der Zellzählung wird der Liquor mit einem Melangeur im Verhältnis 1:11 mit der Liquorzählflüssigkeit gemischt. Die Liquorzählflüssigkeit besteht aus 96%iger Essigsäure, um die Erythrozyten zu hämolysieren und die Leukozyten zu fixieren. Durch Zugabe einer Farbstofflösung, wie z. B. Gentianaviolett B werden die Leukozyten angefärbt und die Zählung somit erleichtert.

Zählung in der Fuchs-Rosenthal-Kammer

Nach Verwerfen des 1. Tropfens wird die Zählkammer mit dem Liquorgemisch gefüllt.

Der mittlere Teil der Zählkammer ist mit einem Zählnetz versehen, das aus Linien in definierten Abständen besteht (Abb. 1).

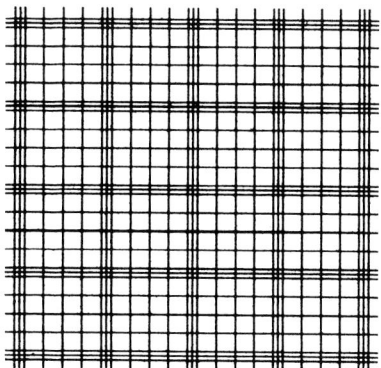

Abb. 1. Zählnetz der Fuchs-Rosenthal-Kammer

Das Zählnetz besteht aus 16 großen Quadraten, die wieder in je 16 kleine unterteilt sind. Es wird das gesamte Netz ausgezählt, wobei die am linken und unteren Rand aufliegenden Zellen mitgezählt werden und die am oberen und rechten Rand nicht. Bei stark erhöhter Zellzahl muß nicht die ganze Kammer ausgezählt werden. Es reichen 4 große Quadrate, und zwar diagonal von links oben nach rechts unten, um die ungleichmäßige Verteilung der Zellen in der Kammer zu berücksichtigen. Das Zählergebnis wird mit 4 multipliziert.

Das Ergebnis der Zählung kann nun entweder wie im deutschen Sprachraum teilweise üblich als „Drittelzellen" oder durch 3 geteilt (exakt durch 2,88) als Zellzahl/µl angegeben werden. In Anlehnung an den internationalen Standard verwenden wir im vorliegenden Buch als Einheit die Zellzahl/µl.

Eine Zelldifferenzierung sollte in der Fuchs-Rosenthalkammer nicht vorgenommen werden.

In einem normalen Liquor sollten nicht mehr als 5 Zellen/µl vorhanden sein. Bei Neugeborenen ist eine Zellzahl bis 10/µl noch als normal zu werten.

Bei erhöhter Zellzahl oder bei speziellen klinischen Fragestellungen muß eine genaue Differenzierung der Zellen in einem angereicherten und gefärbten zytologischen Präparat durchgeführt werden.

Fehlerquellen bei der Zellzählung

• Zu langer zeitlicher Abstand zwischen Liquorentnahme und -verarbeitung.

- Schlechte Durchmischung des Liquors und der Liquorverdünnung.
- Fibringerinnsel – die Leukozyten sind im Fibrinnetz eingeschlossen (Abb. 25).

Eine **mechanisierte Zählung** von Liquorzellen in Analysensystemen würde eine wesentliche Arbeitserleichterung darstellen. Es hat sich aber gezeigt, daß im niedrigen Bereich (um den Referenzwert) keine exakte Bestimmung erfolgen kann. Die Ergebnisse variieren je nach Analysensystem und eingesetzter Liquormenge stark. Bei zellreichen Proben ist wohl die Präzision der mechanisierten Zählung besser als die der Kammerzählung [7]. Es stellt sich allerdings das Problem, daß durch sehr zellreiche Liquorproben mit großen Zellen und Zellverbänden eine Verstopfung des Hämatologie-Analysensystems erfolgen kann.

Herstellung des zytologischen Präparates

Ebenso wie die Zellzählung, sollte die Anfertigung des zytologischen Präparates möglichst rasch (innerhalb einer Stunde) erfolgen. Degenerative Veränderungen erschweren eine zytologische Beurteilung. Die Zytolyse wird durch Lagerung im Kühlschrank (bei 4° C) verlangsamt. Es wurden im Laufe der Zeit viele Methoden für die Erstellung zytologischer Präparate entwickelt. Auf die wichtigsten soll hier kurz eingegangen werden [8].

Seit Jahrzehnten bewährt sich das **Sedimentkammerverfahren** nach Sayk, das mehrfach modifiziert wurde. Es ist dies eine Spontansedimentation, bei der der Sedimentationsvorgang durch die Saugkraft eines Filterpapiers beschleunigt wird.

Vorteil: Zellen optimal erhalten
geringer apparativer Aufwand
geringe Kosten
Nachteil: lange Dauer der Sedimentation
unkontrollierter Zellverlust (besonders Lymphozyten)
Liquorflüssigkeit geht verloren

Die **Zytozentrifugation** ist die modernste Form der Zellanreicherung. Sie kann mit teuren Spezialzentrifugen oder mit normalen Ausschwingzentrifugen durchgeführt werden, die mit speziellen Einsätzen versehen sind. Mit Hilfe einer Zytokammer werden die Zellen direkt auf den Objektträger aufzentrifugiert. Der Überstand wird abpipettiert. Anschließend erfolgt eine zentrifugale Sedimenttrocknung mit einer eigenen Filterkammer, in die eine Filterkarte eingespannt wird, die die Flüssigkeit absaugt.

Vorteil: gute Zellausbeute
rasche Verfügbarkeit der Präparate (zeitsparende Methode)
Liquorflüssigkeit ist für Nachfolgeuntersuchungen verfügbar

Nachteil: inhomogene Verteilung der Zellen (eine prozentmäßige Auszählung ist daher nie ganz exakt)

Zellmorphologische Artefakte (zell- und eiweißarme Proben liefern schlechtere zytologische Präparate als zellreichere – die Zugabe von einem Tropfen Humanalbumin/ml ergibt bessere Ergebnisse, allerdings muß der Überstand dann verworfen werden und kann für weitere chemische Analysen nicht mehr eingesetzt werden).

Die früher verwendete Ausstrichmethode ist nur bei eitrigem Liquor zur Identifizierung von Keimen zielführend.

Färbemethoden

- **May-Grünwald-Giemsa (MGG)-Färbung:** Diese Färbemethode, die routinemäßig in der Hämatologie eingesetzt wird, hat sich für das Liquorsediment am besten bewährt. Aber auch Schnellfärbemethoden (wie z. B. nach Wright, Romanofsky usw.) liefern ausgezeichnete Färbeergebnisse. Die gewählte Färbemethode sollte der ortsüblichen hämatologischen Färbung angepaßt werden. Dies ist für eine routinemäßige Beurteilung wichtig, um immer das gleiche Zellbild zu erhalten.
- **Gram-Färbung:** Bei Verdacht auf bakterielle Meningitis ist diese Färbung unbedingt durchzuführen. Sie sollte in jedem Labor, das Liquorproben bearbeitet, Routine sein. Grampositive Bakterien erscheinen dunkelblau, gramnegative rot. Es kann damit eine erste orientierende Information über den Erreger gegeben werden, um eine gezielte Therapie einzuleiten.
- **Berliner-Blau-Reaktion:** Sie dient zum Nachweis von eisenhaltigem Hämosiderin in den Siderophagen, die nach Blutungen auftreten. Eine Abgrenzung dieser Zellen zu melaninhaltigen Zellen kann so durchgeführt werden.
- **Zytochemische Färbungen wie z. B. PAS (Periodic-Acid-Schiff Reaktion), POX (Peroxidase-Reaktion), Esterase, saure Phosphatase usw.):** Diese werden heutzutage für die hämatologische Diagnostik kaum mehr verwendet. Im Liquor können sie allerdings in Einzelfällen doch eine Hilfestellung bei der Abgrenzung hämatologischer Erkrankungen leisten.

Dokumentation und Befundausgabe

Da ätiologisch verschiedene Erkrankungen des ZNS ganz ähnliche Zell-bilder aufweisen können, soll der liquorzytologische Befund vor allem beschreibend das Zellbild wiedergeben. Liegen dem Befunder genaue klinische Daten und spezielle Fragestellungen vor, so kann eine Korre-lation des Zellbildes mit der Verdachtsdiagnose erstellt werden.

Welche Angaben sind für die Liquorbefundung notwendig?

- Name und Alter des Patienten
- Zeitpunkt der Liquorpunktion
- Lokalisation (lumbal, suboccipital, Drains ...)
- Erstpunktion oder Repunktion (Zeitpunkt der Vorpunktion)
- vorangegangene intrathekale Applikation von Kontrastmittel oder Medikamenten
- Makroskopisches Aussehen der Probe und Zellzahl
- Verdachtsdiagnose
- relevante klinische Daten
- spezielle Fragestellungen

Der liquorzytologische Befund sollte folgende Informationen bein-halten:

- Art der Herstellung des zytologischen Präparates (z. B. Zytozentri-fuge), Färbung
- Beschreibung aller Zellarten mit ungefährer Mengenangabe (ev. Prozentangabe)
- Hinweis auf Zellveränderungen und pathologische Zellarten
- Erhaltungszustand der Zellen (ev. nur eingeschränkt beurteilbar)
- bei Repunktion Hinweis auf eine Befundänderung
- Zusammenfassung des Befundes (für die diagnostische Zuordnung sind oft klinische Daten erforderlich)

Normale und pathologische Zellen im Liquor

- **Lymphozyten:** sind kleine runde Zellen (etwa 7–10 µm) mit einem schmalen, basophilen Zytoplasmasaum. Der Zellkern ist rund oder gelegentlich eingebuchtet. Die Chromatinstruktur ist dicht und grobschollig, ein Nukleolus ist meist nicht erkennbar (Abb. 2).

- **Monozyten:** (etwa 12–20 µm) haben ein breites, rauchgraues Zytoplasma, das z. T. kleine Vakuolen aufweisen kann. Der Zellkern ist eingebuchtet und teilweise gelappt, er zeigt eine lockere Chromatinstruktur (Abb. 2). Es handelt sich dabei um inaktive Zellen des mononukleären Phagozytosesystems.

- **Aktivierte Lymphozyten:** Morphologisch werden sie durch eine Zunahme der Zellgröße, verstärkte Basophilie des Zytoplasmas und perinukleäre Aufhellung definiert. Der Kern ist gleichfalls vergrößert und hat eine aufgelockerte Chromatinstruktur mit zum Teil deutlich erkennbarem Nukleolus (Abb. 3). Die Übergänge zur Plasmazelle sind fließend.

- **Plasmazellen:** Sind große, runde bis ovale zytoplasmareiche Zellen mit einem exzentrisch liegenden Kern und einer perinukleären Aufhellung. Der Kern ist rund und zeigt eine grobe, dichte Chromatinstruktur (Abb. 4), auch zweikernige Formen können auftreten (Abb. 5). Die typische radspeichenartige Chromatinstruktur findet man im Liquor seltener. Im Zytoplasma erfolgt die Produktion von Antikörpern. Diese können als intraplasmatische Einschlüsse von Eiweißtropfen (Russel-Körperchen) oder als scharf abgegrenzte Vakuolen noch erkennbar sein. Häufig werden Entwicklungsstufen von B-Lymphozyten zur Plasmazelle gefunden.

- **Aktivierte Monozyten:** Infolge eines Reizzustandes weisen diese Monozyten eine gesteigerte Aktivität auf. Im Zytoplasma findet man Vakuolen und pseudopodienartige Ausstülpungen. Die Kerne sind etwas vergrößert, mit z. T. runden Formen; Nukleolen können sichtbar werden (Abb. 6, 7).

Durch Zusammenfließen der Vakuolen entstehen sogenannte „Siegelringzellen". Das Zytoplasma dieser Zellen besteht dann nur aus einer einzigen großen Vakuole (Abb. 8).

Zytoplasmavakuolen können allerdings auch degenerativ durch zytoplasmatische Entmischungsprozesse entstehen.

* **Neutrophile Granulozyten:** Die reifen neutrophilen Granulozyten haben einen segmentierten Kern (2–5 Kernsegmente) und ein feingranuliertes rötliches Zytoplasma. Sie besitzen die Fähigkeit zur Phagozytose, vor allem von Bakterien.

* **Eosinophile Granulozyten:** haben meist einen zweisegmentigen Kern (typische Brillenform) und große, orange-rote Granula im Zytoplasma (Abb. 9). Bei Zerfall der Zellen sind die eosinophilen Granula noch frei liegend gut erkennbar.

* **Basophile Granulozyten** und **Gewebsmastzellen:** Die basophilen Granulozyten haben einen segmentierten Kern und grobe dunkelviolette Granula im Zytoplasma. Die Gewebsmastzellen besitzen einen runden Kern und gleichfalls dichte basophile Granula. Man kann sie ganz vereinzelt in der subakuten oder chronischen Phase einer leptomeningealen Reaktion finden.

* **Erythrozyten:** sind scheibchenförmige, runde, kernlose Zellen, die sich gelblich-rötlich anfärben.

* **Makrophagen:** sind zytoplasmareiche Zellen mit rundem bis leicht ovalem Kern, die makroskopisch erkennbares „Fremdmaterial" in ihr Zytoplasma aufgenommen haben. Dies können belebte Strukturen sein (wie z. B. Zellmaterial, Bakterien, Viren, Pilze usw.) oder unbelebte (z. B. Pigment, Lipid, Medikamente usw.). Das frisch phagozytierte Material ist noch eindeutig identifizierbar; durch den enzymatischen Abbau kann man zu einem späteren Zeitpunkt nur mehr schattenhafte Strukturen erkennen. Nicht selten findet man zwei- oder mehrkernige Makrophagen. Der überwiegende Teil der Makrophagen stammt von Monozyten.

Nach der Art des phagozytierten Materials unterscheidet man:

* *Erythrophagen:* enthalten Erythrozyten in verschiedener Menge, die teilweise noch frisch phagozytiert und gut erkennbar, teilweise aber schon denaturiert sein können. Wichtig ist der Nachweis, daß die Erythrozyten eindeutig vom Zytoplasma des Makrophagen um-

schlossen sind. Ein schmaler blauer Zytoplasmasaum rund um den Erythrozyten sollte erkennbar sein (Abb. 11).

- *Siderophagen:* speichern Hämosiderin, das durch enzymatischen Abbau der Erythrozyten entsteht. Die eisenhältigen dunklen Hämosideringranula sind von verschiedener Größe und Form. Je nach Alter erscheint das Hämosiderin in dunkelbrauner bis grauschwarzer oder dunkelblauer Färbung. Ein Siderophage kann nur einzelne Hämosideringranula enthalten oder ganz dicht beladen sein (Abb. 12).
Das im Hämosiderin enthaltene Eisen läßt sich mit der Berliner-Blau Färbung nachweisen und erscheint dabei leuchtend blau (Abb. 13).

- *Melanophagen:* Sie sind im Liquor von Patienten mit ZNS-Melanomen zu beobachten und enthalten phagozytiertes Melanin. Morphologisch sind sie von den Siderophagen nicht zu unterscheiden. Beide Zellarten können im Liquor von Melanompatienten vorkommen, da Melanome zur Einblutung neigen.

- *Leukophagen:* finden sich nach entzündlichen Vorgängen, operativen Eingriffen oder traumatischen Geschehnissen. Es können neutrophile Granulozyten, Lymphozyten oder auch Monozyten phagozytiert sein (Abb. 10).

- *Lipophagen:* sind Zellen mit Lipideinschlüssen, wobei häufig noch Strukturlipide nachweisbar sind. Durch die Behandlung mit Alkohol im Rahmen der Färbung werden die Fette herausgelöst und es erscheinen nur leere Vakuolen. Nach massiver Lipidaufnahme zeigen Lipophagen ein schaumiges Zytoplasma (Schaumzellen).

- *Abraumzellen:* sind nicht näher definierte Makrophagen, die z. B. nekrotisches Zellmaterial phagozytieren und abbauen (Abb. 14).

- **Riesenzellen:** sind mehrkernige Zellen von z. T. außerordentlicher Größe, die im Zusammenhang mit verschiedenen meningealen Reizzuständen gefunden werden. Es handelt sich dabei überwiegend um fusionierte Makrophagen, aber auch andere Zellarten können sich zu Riesenzellen entwickeln (Abb. 15).
Die Langhans'sche Riesenzelle, die bei tuberkulöser Meningoenzephalitis gefunden werden kann, zeigt eine randständige, halbmondförmige Gruppierung der Kerne.

Gelegentlich kann man im Liquor auch Zellen des auskleidenden Gewebes des Ventrikelsystems bzw. des Subarachnoidalraumes finden. Ependymzellen und Zellen des Plexus chorioideus liegen meist in Verbänden und nur selten als Einzelzelle vor. Allerdings kann die Differenzierung dieser beiden Zellarten schwierig sein, da sie ein ähnliches Aussehen besitzen und schnell autolytischen Veränderungen unterliegen.

- **Ependymzellen:** sind zytoplasmareiche, kubische bis zylindrische Zellen mit einem lockeren, schaumigen basophilen Zytoplasma, das z. T. unscharf begrenzt ist. Die Kerne liegen exzentrisch und sind rund oder oval (Abb. 16, 17).

- **Plexuszellen:** Die Zellen des Plexus choroideus haben eine zylindrische Zellform. Das Zytoplasma ist graublau, feinkörnig strukturiert und meist gut abgegrenzt. Teilweise ist ein heller aufgelockerter Zytoplasmarand (Mikrovilli) erkennbar. Die Kerne liegen exzentrisch, sind scharf begrenzt und bieten im Verband liegend ein isomorphes Bild. Die Chromatinstruktur ist dicht (Abb. 18, 19). Ependym- und Plexuszellen können vereinzelt auch im normalen Liquor vorkommen. Ein vermehrtes Auftreten kann bei Kleinkindern ein Hinweis auf einen Hydrocephalus sein. Auch bei chronischen Entzündungen der Leptomeningen werden sie vereinzelt beschrieben. Man findet sie eher bei Ventrikel- als bei Lumbalpunktionen oder nach intrathekaler medikamentöser Applikation. Eine Abgrenzung dieser Zellverbände zum benignen Plexuspapillom und dem Ependymom ist fast nicht möglich.

- **Arachnoidale Deckzellen:** sind große, zytoplasmareiche Zellen mit mittelständigem Kern. Das Zytoplasma erscheint graurosa bis rosaviolett und zeigt eine netzartige Struktur, z. T. erscheint es gefältelt (Abb. 20). Diese Zellen erinnern an Plattenepithelzellen der Haut.

- **Gliazellen:** haben eine dreieckige Zellform und lange Zytoplasmafortsätze. Ein deutlicher Nukleolus ist sichtbar. Ihr Vorkommen im Liquor ist eine Rarität.

Artifiziell eingebrachte Zellarten

Diese können im Rahmen der Punktion in den Liquor gelangen.

- **Knorpelzellen (Chrondrozyten):** sind große, runde oder ovale Zellen, die durch ihr intensiv rot gefärbtes Zytoplasma auffallen. Der runde bis leicht ovale Zellkern liegt meist in der Mitte der Zelle und färbt sich dunkelblau an (Abb. 22, 23).

- **Bindegewebe:** Die bindegewebige Grundsubstanz färbt sich in der MGG-Färbung kräftig rot an. Teilweise kann man schattenhaft blaue längliche Zellkerne erkennen (Abb. 21).

- **Gefäßkapillaren:** sind eindeutig zu identifizieren, wenn die Form der Kapillare erhalten ist (Abb. 24).

- **Plattenepithelzellen und Plattenepithelschollen:** sind große, zytoplasmareiche Zellen mit einem kleinen runden bis leicht ovalen Kern. Das Zytoplasma färbt sich mit wechselnder Intensität blau an. Die Plattenepithelschollen haben keinen Kern, sie stammen von der obersten Hautschicht, die abgeschilfert wird (Abb. 26).
  Diese Zellart kann im Rahmen der Punktion und der weiteren Manipulation und Verarbeitung in den Liquor gelangen. Die Plattenepithelzellen können manchmal in Verbänden vorliegen (Abb. 27).

- **Unreife Zellen der Hämatopoese:** Durch Verletzung des Wirbels bei der Lumbalpunktion können Zellen der Hämatopoese in den Liquor gelangen, entweder nur spärlich als Einzelzellen oder in Form von medullären Zellinseln (Abb. 28).
  Es finden sich Zellen der Erythropoese, Granulopoese und unter Umständen auch Megakaryozyten.
  Die **erythropoetischen** Vorstufen sind durch ihren runden Kern gekennzeichnet. Der Proerythroblast als unreifste Form hat ein dunkelblaues Zytoplasma, z.T. mit öhrchenförmigen Ausstülpungen, eine feine Chromatinstruktur und Nukleolen. Über Zwischenstufen entwickelt sich schließlich der Normoblast, die reifste kernhaltige

Zelle der Erythropoese. Das Zytoplasma ist bereits dem der reifen Erythrozyten ähnlich, der Kern ist klein, dunkel und grobschollig.

Die **granulozytären** Zellen entwickeln sich aus dem Myeloblasten, der einen schmalen, basophilen Zytoplasmasaum, eine feine homogene Chromatinstruktur und Nukleolen aufweist.

Der Promyelozyt ist die größte Zellform der Granulopoese mit reichlich basophilem Zytoplasma, das azurophile, grobe Granula enthält. Der Kern zeigt eine feine Chromatinstruktur mit Nukleolen.

Myelozyt: Die Zytoplasmagranula sind fein und rötlich-braun, runder Kern mit vergröberter Chromatinstruktur, keine Nukleolen. Metamyelozyt: gebuchteter bohnen- oder nierenförmiger Kern. Stabkerniger Granulozyt: Der Kern ist hufeisenförmig, ohne tiefergreifende Segmentierung.

Endstufe ist der reife segmentkernige Granulozyt mit 2–5 Segmenten.

Der plättchenbildende **Megakaryozyt** ist die größte Zelle des Knochenmarks mit einem vielfach gebuchteten und gelappten Kern, der ein dichtes, scholliges Chromatin hat (Abb. 29).

Knochenmarks-Zellen können vor allem bei Kleinkindern und älteren Menschen mit Osteoporose gefunden werden, deren Wirbel im Rahmen der Punktion leicht verletzt werden kann. Man muß aber auch an metastatische Knochenläsionen und an leukämische Infiltrationen denken. Das Auffinden von Blasten im Liquor bedarf immer einer genauen Abklärung und einer Information über die klinischen Daten.

Verunreinigungen

- **Stärkekörnchen:** können durch das Hantieren mit Gummihandschuhen in den Liquor gelangen. Sie haben eine kristalline Struktur und sind entweder farblos oder hellblau angefärbt. Erkennbar sind sie an der nabelförmigen Einziehung in der Mitte (Abb. 30). Man kann durch das Drehen der Mikrometerschraube erkennen, daß diese Partikel unter Umständen nicht in der gleichen Ebene liegen wie das zelluläre Material. Dies ist ein Hinweis darauf, daß sie erst zu einem späteren Zeitpunkt auf den Objektträger aufgebracht wurden.

- **Zellstoffasern:** werden im Mikroskop als längliche, faserige Strukturen von unterschiedlicher Größe gesehen. Die Enden sind meist spitz ausgezogen oder abgebrochen. Sie färben sich blau an, die Farbintensität ist jedoch unterschiedlich (Abb. 31).

- Auch **Bakterien und Pilze** (Abb. 32, 33) können als Kontaminationsprodukt in den Liquor gelangen, wobei die Möglichkeit besteht, daß sie als Reagenzglaskeime bereits vorhanden sind oder z. B. mit einer Plattenepithelzelle der äußeren Haut in den Liquor eingebracht werden. Wenn eine bakterienbesetzte Plattenepithelzelle im Sediment sichtbar ist, dürfen frei liegende Bakterien nicht beurteilt werden (Abb. 26). Meist fehlt dann auch der entzündliche Hintergrund. Mit einer Gram-Färbung erkennt man, daß es sich meist nicht um eine monomorphe Keimpopulation handelt, sondern um verschiedene Keimarten (bakterielle Mischflora).

- In ganz seltenen Fällen kann es vorkommen, daß **Blütenpollen** in den Liquor gelangen, wenn das Röhrchen offen stehen gelassen wird. Die atypische Struktur der Pollen läßt sie als „fremd" erkennen (Abb. 34, 35).

Degenerative Zellveränderungen

Degenerative Zellveränderungen treten im Liquor relativ rasch auf. Der Liquor sollte im Idealfall innerhalb einer Stunde verarbeitet werden. Ist dies nicht möglich, kann durch Aufbewahrung im Kühlschrank der Degenerationsvorgang verzögert werden. Der meist niedrige Eiweißgehalt des Liquors ist die Ursache für die rasche Zellauflösung. Im zell- und eiweißreichen Liquor bleiben die Zellen besser erhalten. Außerdem scheint die Art und der Grad der Toxizität des Entzündungsprozesses einen Einfluß auf die Haltbarkeit der Zellen zu haben. Mechanische Alterationen können gleichfalls ein degeneratives Zellbild zur Folge haben.

Die degenerativen Veränderungen zeigen sich primär in Form von Auflockerung und Vakuolisierung des Zytoplasmas, die Zellgrenzen werden durch Auflösung der Zytoplasmamembran unscharf und das Zytoplasma tritt aus. Auch die Kerne zeigen Auflösungserscheinungen der Kernstruktur und Kernmembran. Die Nukleolen treten teilweise stärker hervor (Abb. 36). Zellschatten sind dann das letzte sichtbare Stadium einer stark geschädigten Zelle.

Die hier beschriebenen Zellveränderungen entsprechen dem Bild der Zellnekrose, die durch verschiedenste Mechanismen, die zu einem Defekt der Zellmembran führen, induziert werden. Es ist daher schwierig, aus dem zytologischen Bild allein zu entscheiden, ob diese Veränderungen durch präparationsbedingte Artefarkte entstanden sind oder bereits in vivo, vor der Punktion, im Liquor cerebrospinalis induziert wurden.

Das Bild der Nekrose kann von den Veränderungen der Apoptose abgegrenzt werden. Unter Apoptose versteht man den programmierten Zelltod, der durch aktive Stoffwechselvorgänge induziert und ausgeführt wird. Im Gegensatz zur Nekrose erscheinen apoptotische Zellen im Frühstadium verkleinert und geschrumpft, das Zytoplasma wird eosinophil. Eine wesentliche Frühveränderung der Apoptose ist die enzymatische Fragmentierung der Kern DNA und die Degradation der Kernproteine. Dies führt zu einer Kondensation und zu einer homogenen, tiefdunkelblauen Anfärbung des Kernchromatins. Die Kerne erhalten ein „lackartiges" Aussehen (Abb. 37).

Eine systematische Analyse der Zellapoptose im Liquor steht bislang noch aus. Vereinzelt findet man in der Literatur Hinweise auf sogenannte „Kugelzellen", denen keine diagnostische Bedeutung zugeordnet wird. Es könnte sich dabei um apoptotische Zellveränderungen handeln.

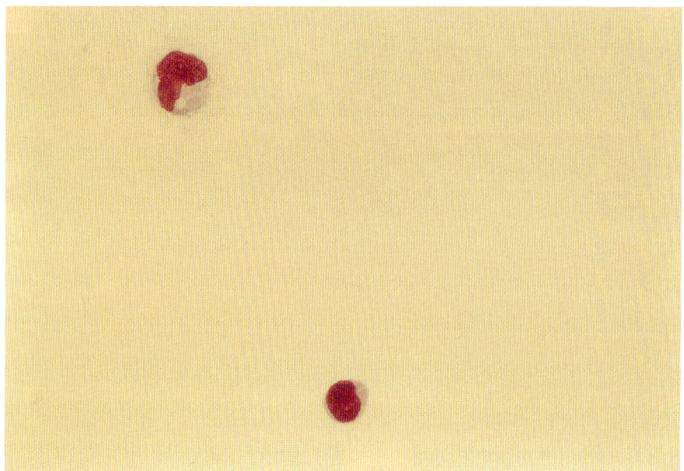

Abb. 2. Normaler Liquor: Lymphozyt, Monozyt

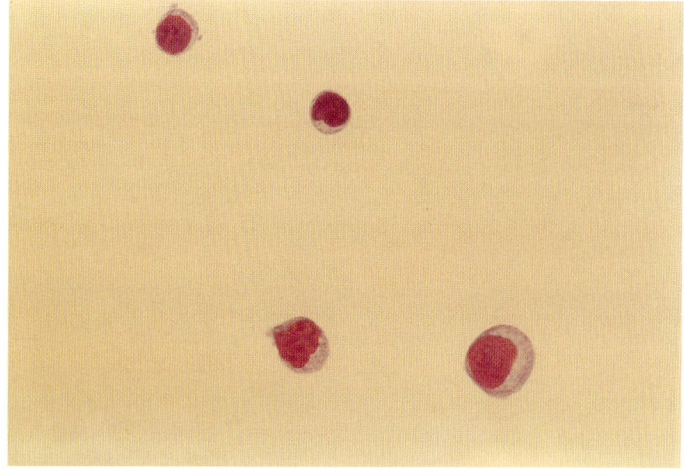

Abb. 3. Normale und aktivierte (unten) Lymphozyten

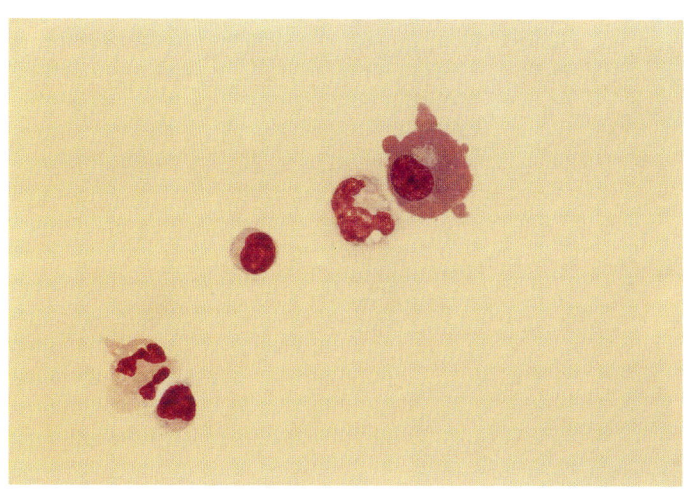

Abb. 4. Plasmazelle mit exzentrisch liegendem Kern und perinukleärer Aufhellung
(rechts oben)

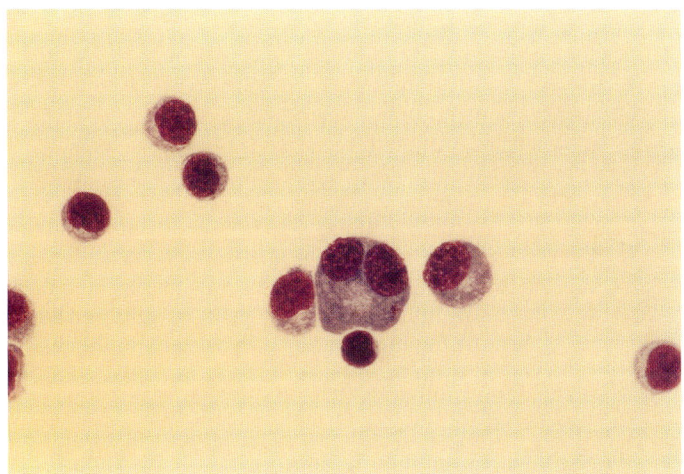

Abb. 5. Ein- und zweikernige Plasmazellen, Lymphozyten

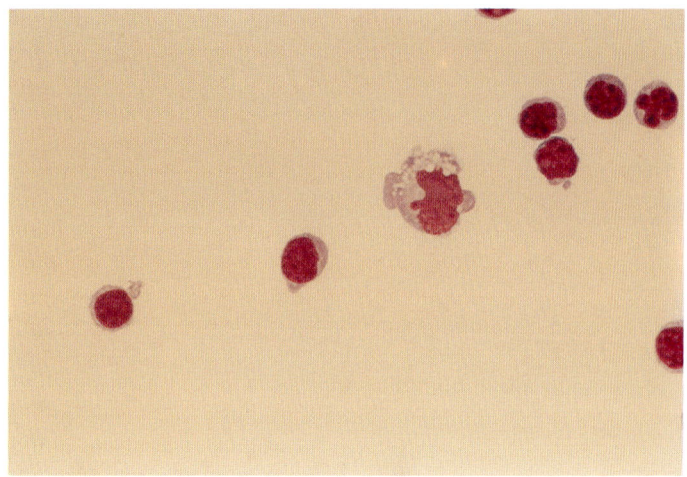

Abb. 6. Aktivierter Monozyt (Mitte), Lymphozyten

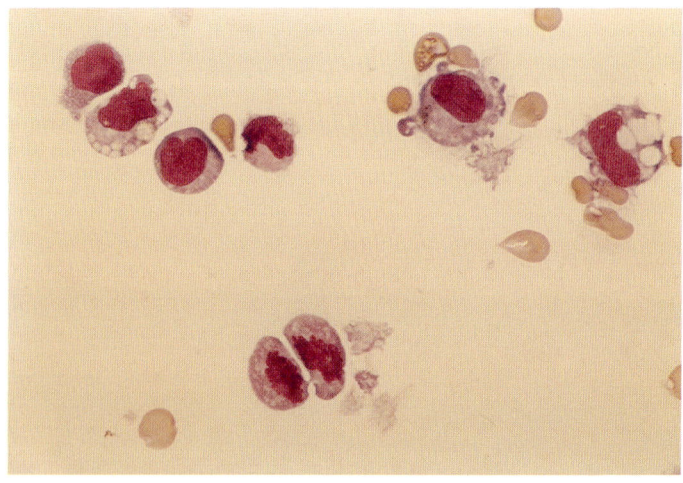

Abb. 7. Neugeborenenliquor: aktivierte Monozyten, Lymphozyten, Mitose (unten)

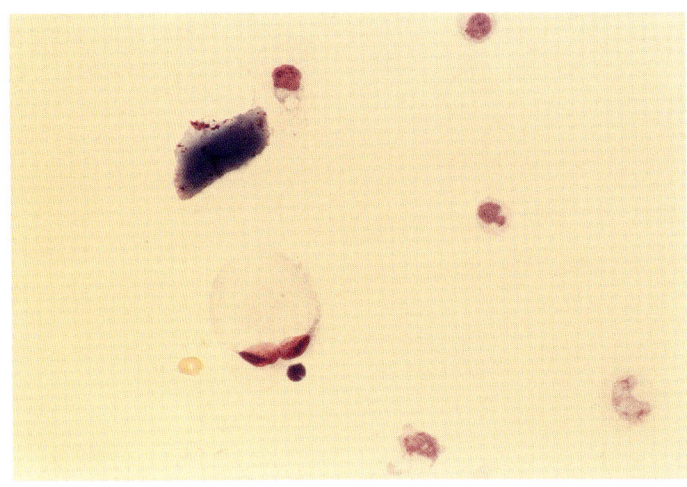

Abb. 8. Zweikernige Siegelringzelle, im Hintergrund Lymphozyten und Monozyten, links oben eine Plattenepithelscholle

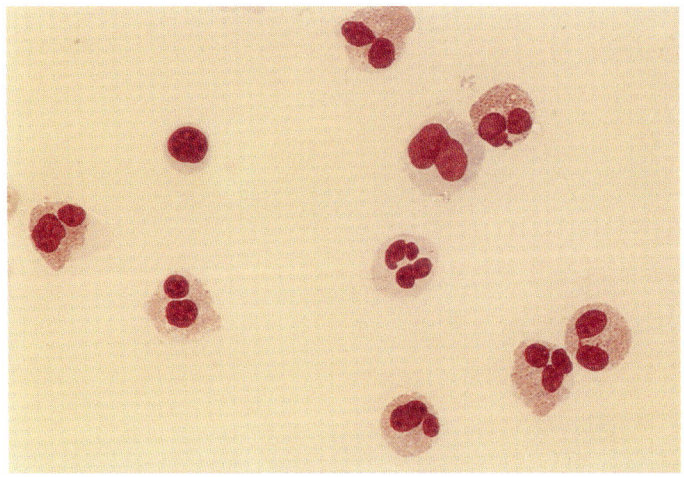

Abb. 9. Überwiegend eosinophile Granulozyten mit zweisegmentigen Kernen und
orange-roten Granula. In der Mitte ein neutrophiler Granulozyt

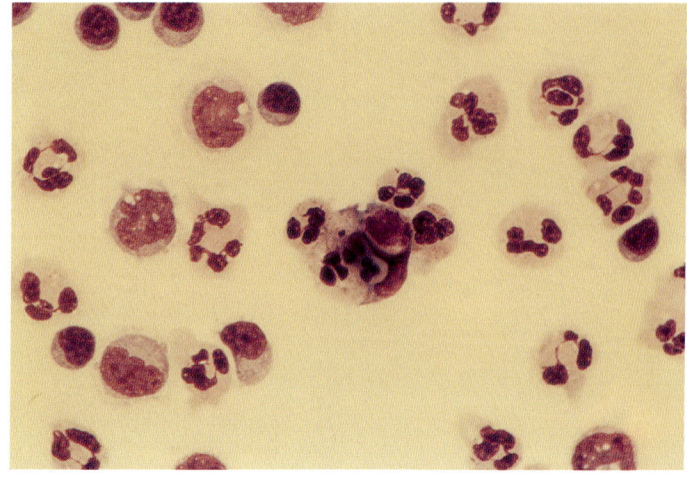

Abb. 10. Leukophage (Mitte) mit phagozytierten neutrophilen Granulozyten. Der Kern des Leukophagen ist ganz an den rechten Rand gedrängt

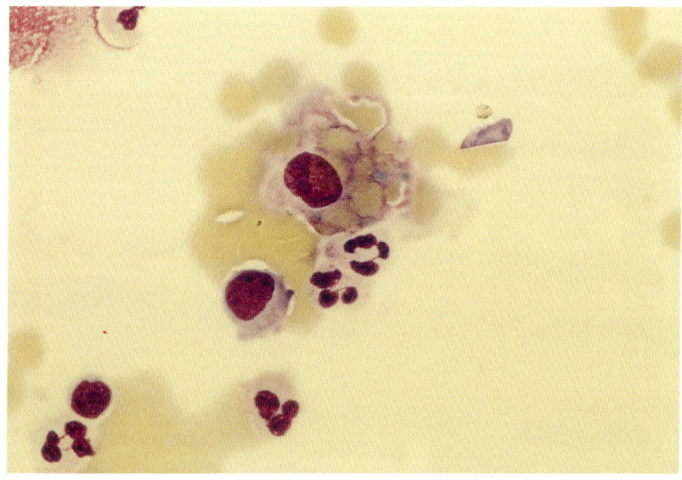

Abb. 11. Erythrophage (Mitte) mit intrazellulären Erythrozyten

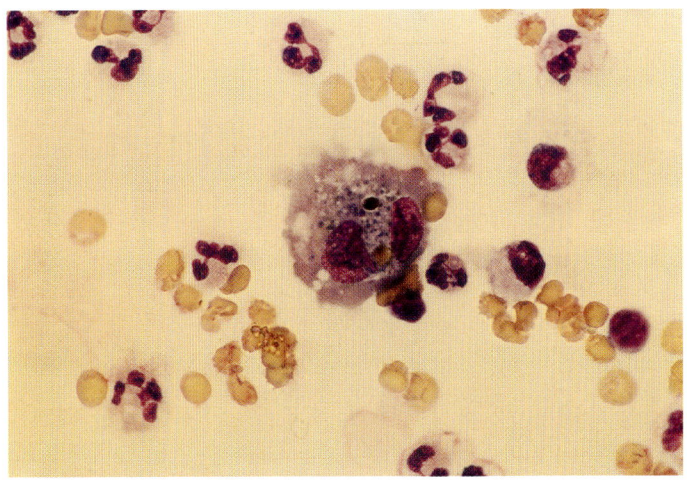

Abb. 12. Siderophage mit dunklen Hämosideringranula

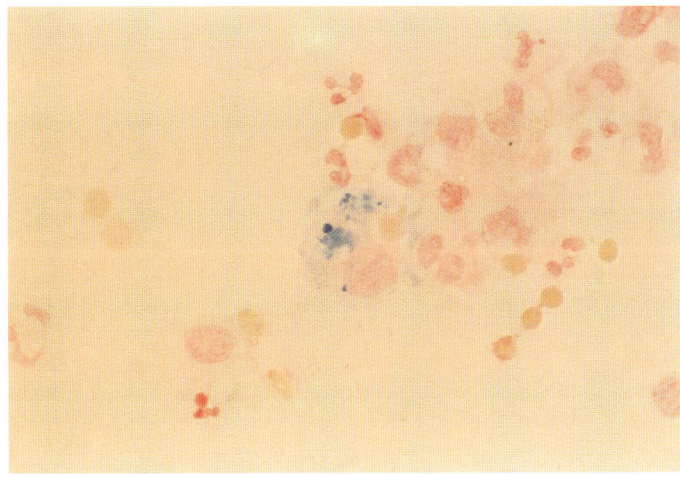

Abb. 13. Eisenfärbung (Berliner-Blau-Reaktion): Erythro-Siderophage mit blau gefärbtem Hämosiderin im Zytoplasma

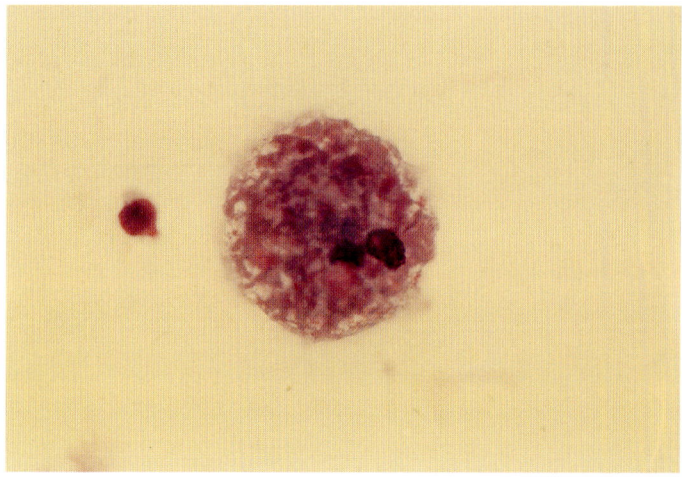

Abb. 14. Liquor aus Ventrikeldrainage: zweikerniger Makrophage mit phago-zytiertem Material

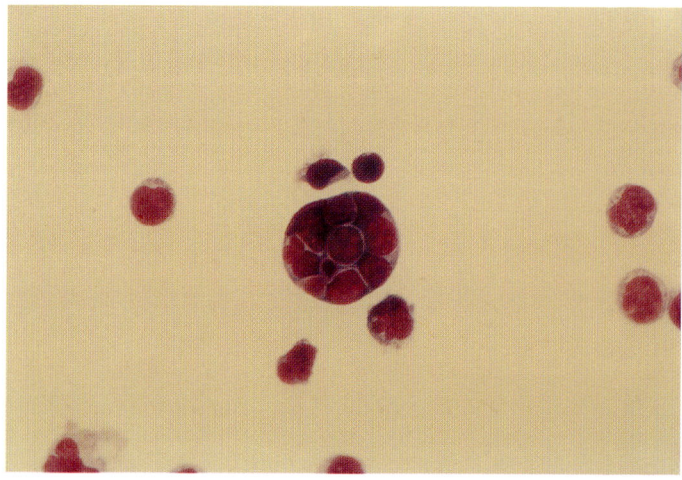

Abb. 15. Mehrkernige Zelle (wahrscheinlich lymphatischen Ursprungs)

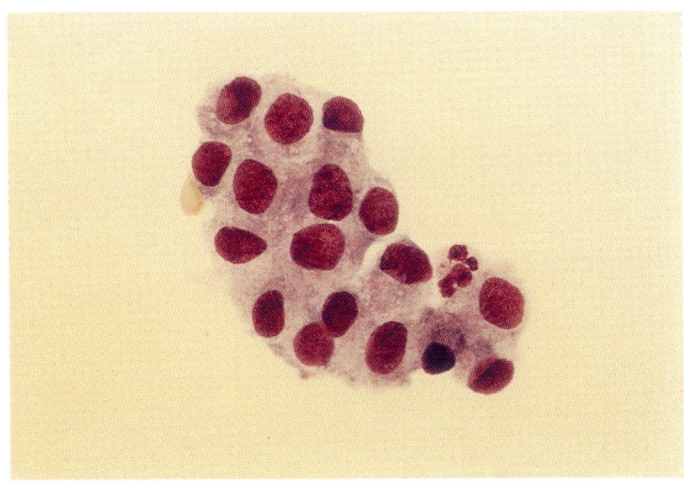

Abb. 16. Ependymzellverband mit schaumigem Zytoplasma; am rechten oberen Rand ein neutrophiler Granulozyt anliegend

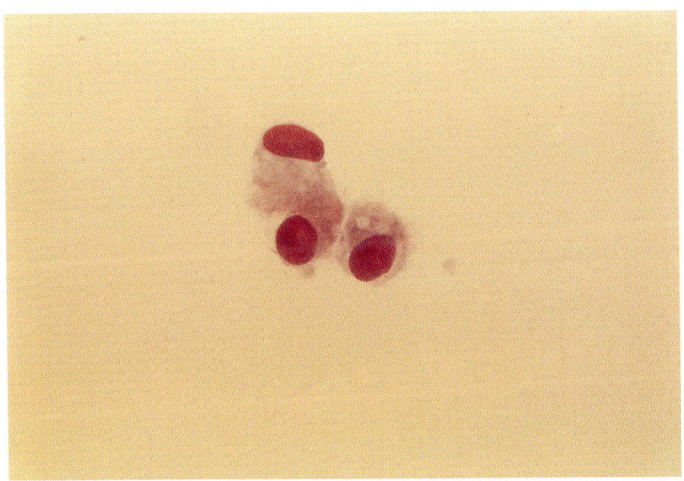

Abb. 17. Ependymzellen aus dem Verband gelöst

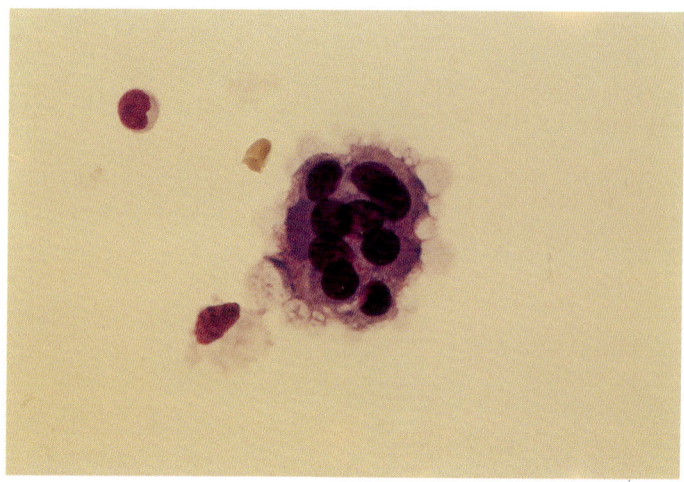

Abb. 18. Plexuszellverband mit dichten, runden, isomorphen Kernen

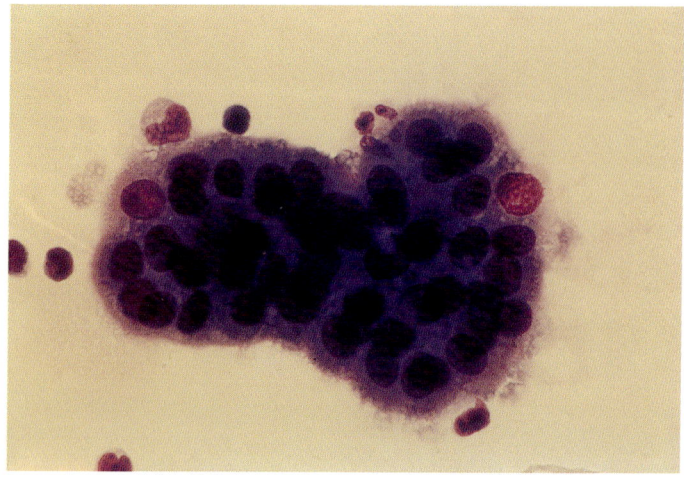

Abb. 19. Großer Plexuszellverband, am Zytoplasmarand sind Mikrovilli erkennbar

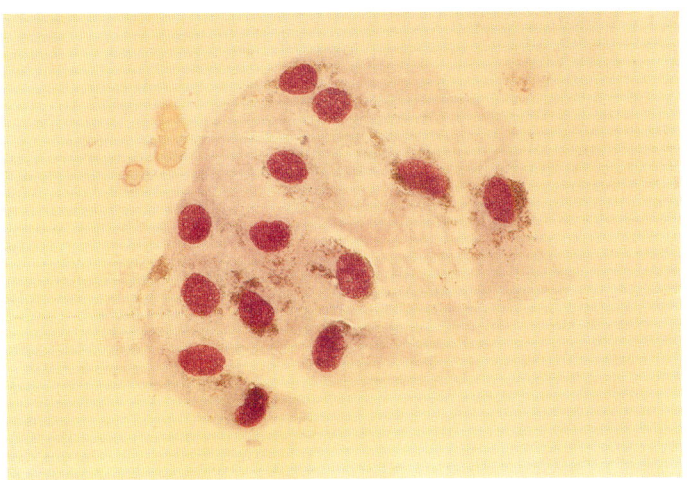

Abb. 20. Arachnoidale Deckzellen im Verband, mit reichlich Zytoplasma

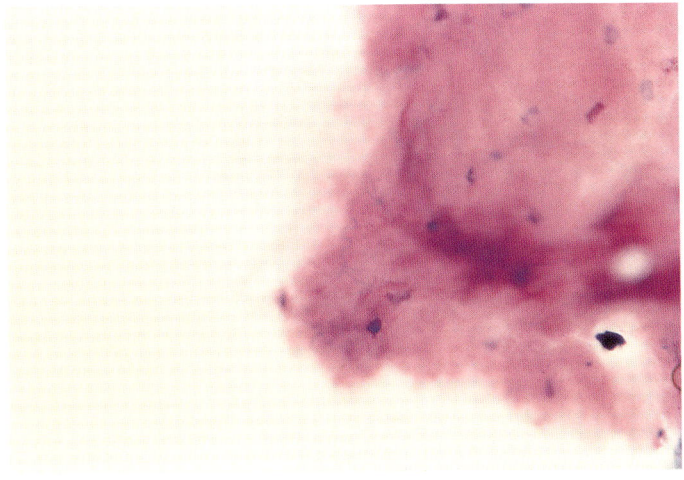

Abb. 21. Bindegewebige Substanz mit einzelnen dunkelblau angefärbten Kernen

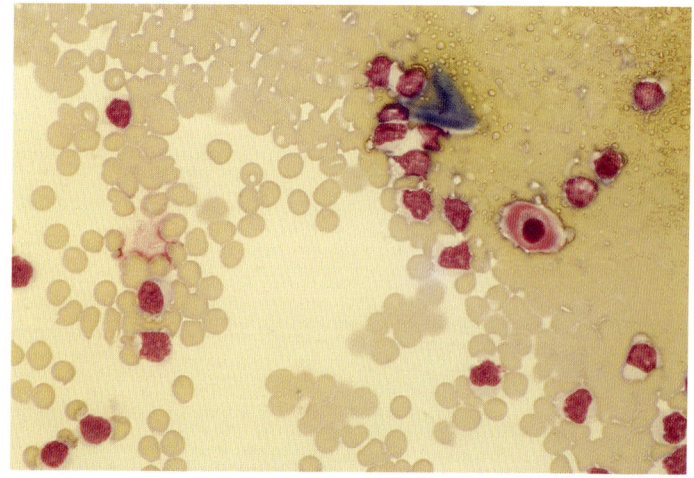

Abb. 22. Knorpelzelle (im rechten Bildabschnitt): ovale Zelle mit deutlich rot angefärbtem Zytoplasma

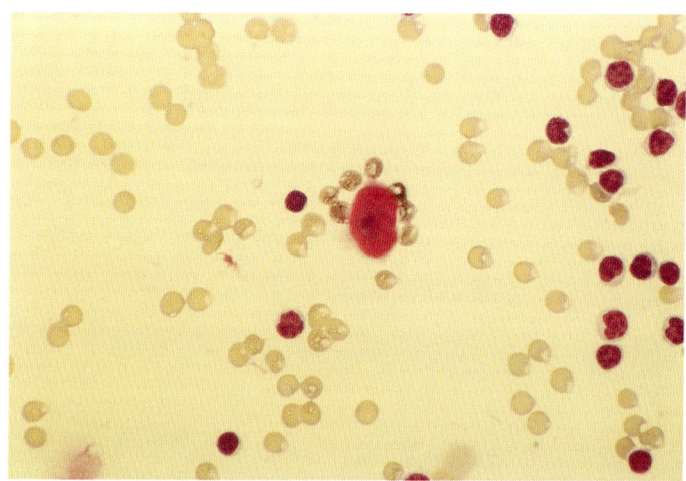

Abb. 23. Knorpelzelle (Mitte) mit intensiv rot angefärbtem Zytoplasma und verdämmerndem Kern

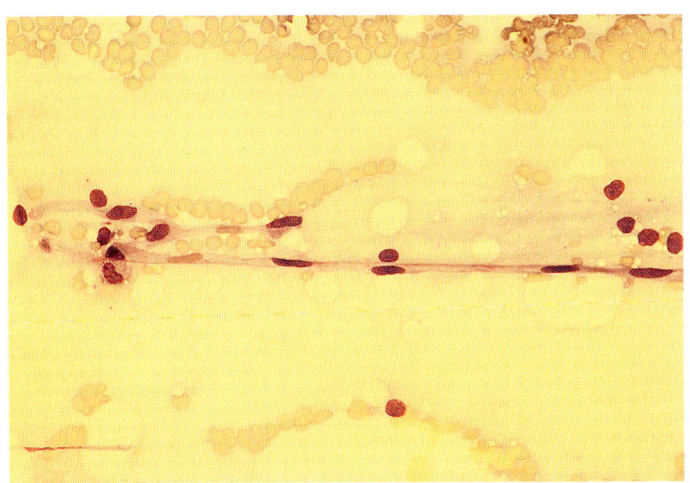

Abb. 24. Fragment einer Kapillare

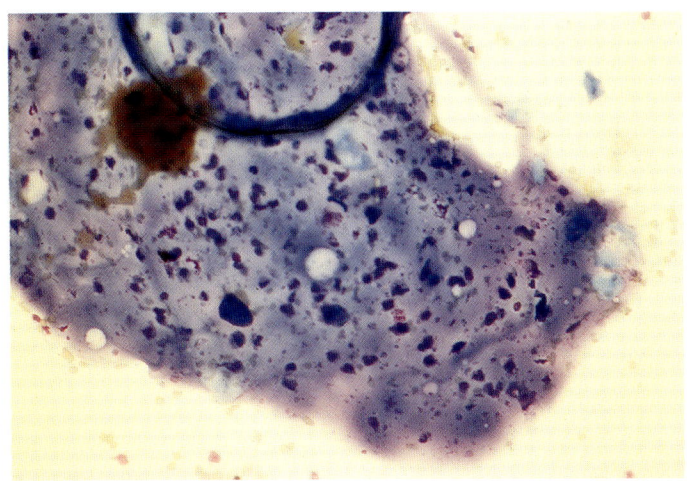

Abb. 25. Gerinnsel mit zahlreichen eingeschlossenen Leukozyten

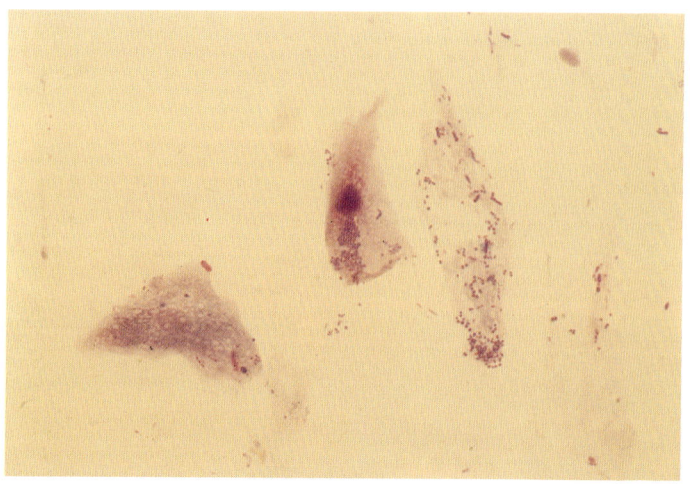

Abb. 26. Plattenepithelzellen und Plattenepithelscholle mit Bakterien besetzt
(Kontamination)

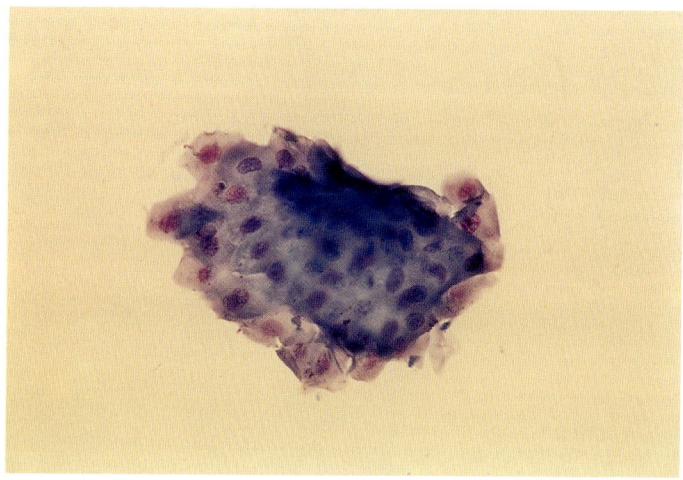

Abb. 27. Plattenepithelzellverband

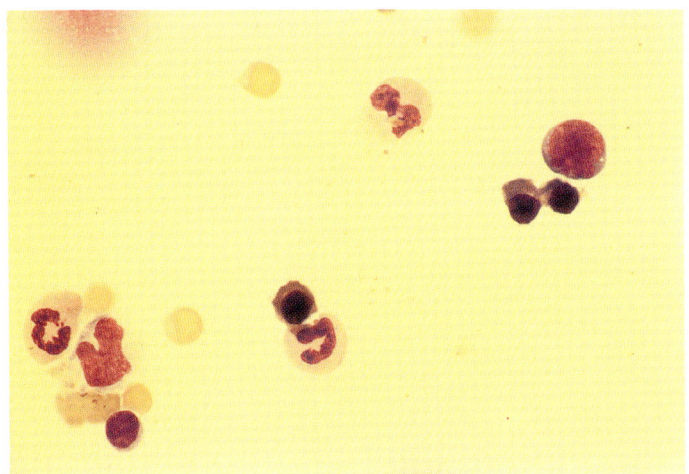

Abb. 28. Unreife Zellen der Hämatopoese: ein Myeloblast (rechts oben), 3 kernhaltige rote Vorstufen

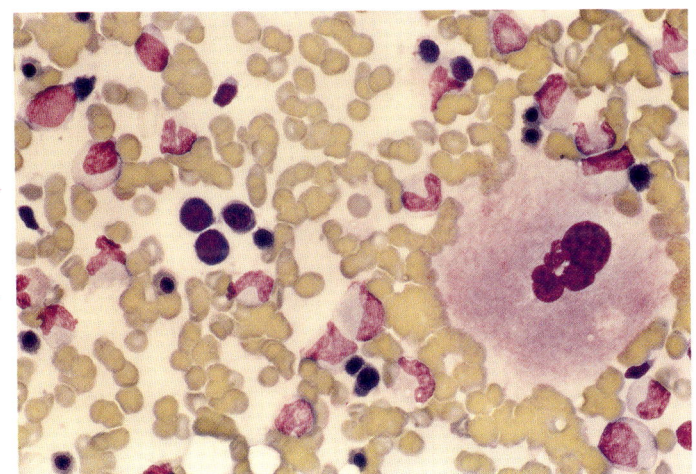

Abb. 29. Knochenmarksausstrich mit einem Megakaryozyt (rechts)

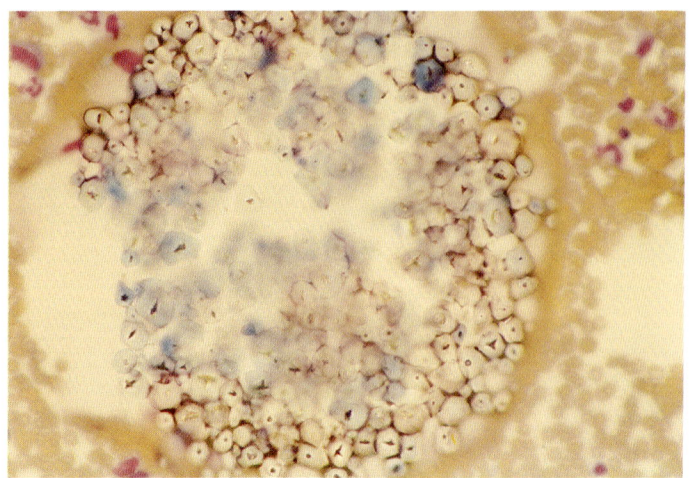

Abb. 30. Stärkekörnchen

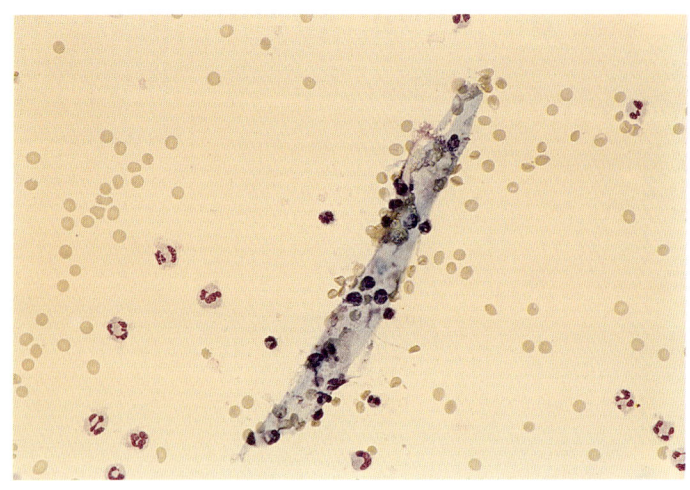

Abb. 31. Zellstoffaser mit angelagerten Leukozyten

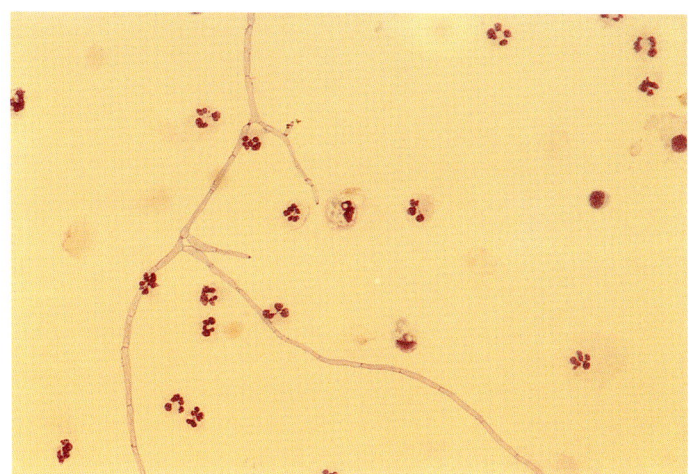

Abb. 32. Pilzhyphen

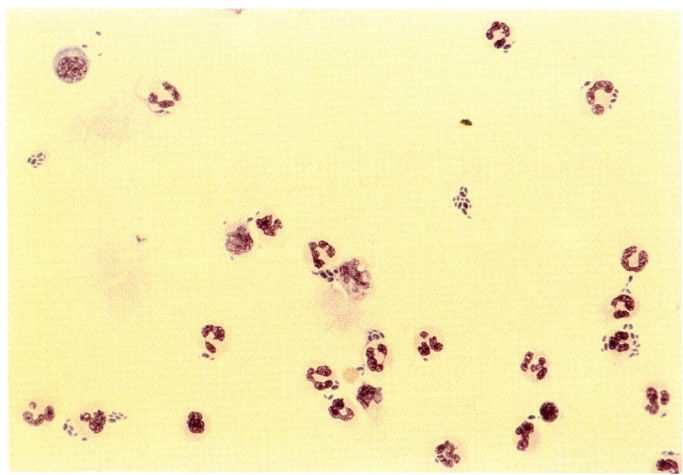

Abb. 33. Pilzsporen (Candida)

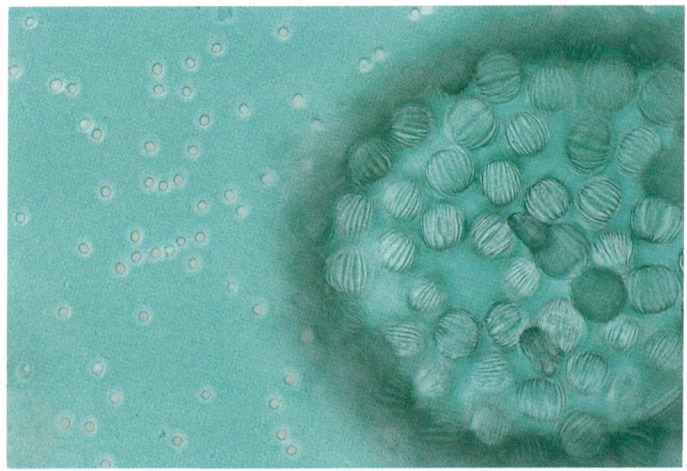

Abb. 34. Blütenpollen

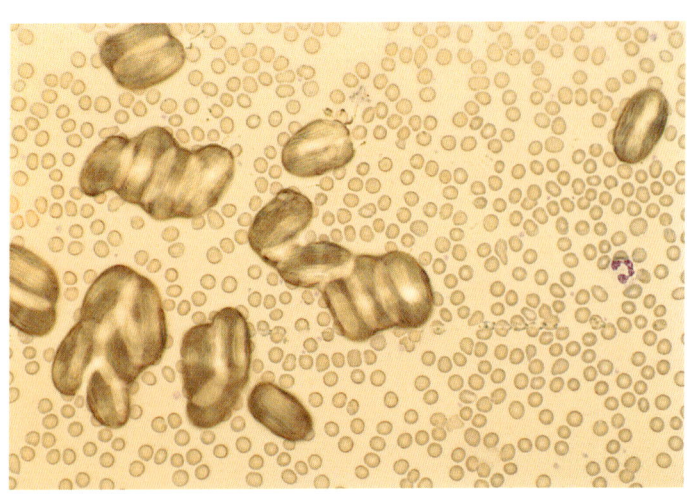

Abb. 35. Blütenpollen

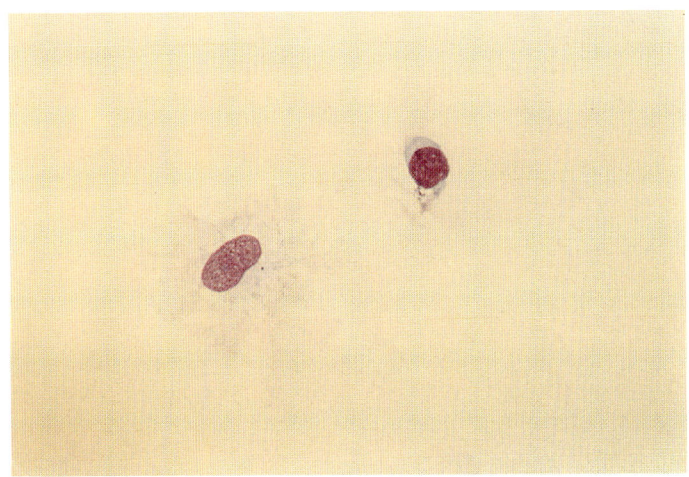

Abb. 36. Degenerativ veränderter Monozyt (links) mit Auflösung der Zellmembran

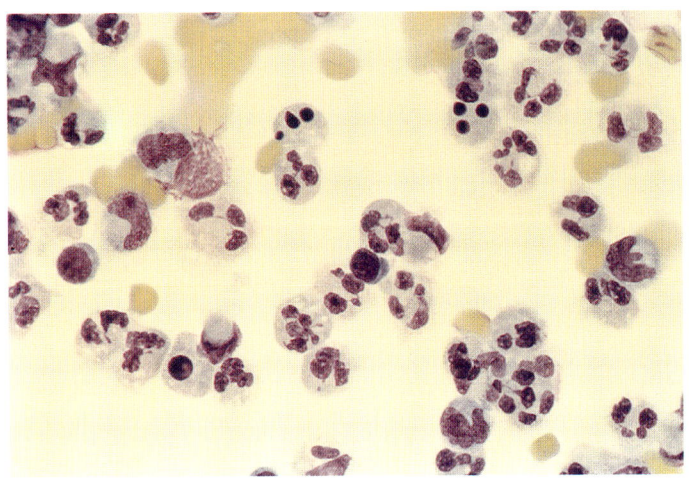

Abb. 37. Drei Zellen mit Kernveränderungen (vermutlich Apoptose)

Blutungen in den Liquorraum

Die Bedeutung der zytologischen Liquoruntersuchung ist bei massiven Blutungen in den Liquorraum eingeschränkt, da die modernen bildgebenden Verfahren hier eindeutige Befunde liefern. Es ist allerdings zu beachten, daß 10% der Subarachnoidalblutungen computertomographisch nicht nachweisbar sind. In diesen Fällen kommt der Liquordiagnostik besondere Bedeutung zu.

Durch Kenntnis der typischen Resorptionsdynamik kann festgestellt werden, ob es sich um eine frische oder bereits ältere Blutung handelt und ob die Blutung ein einmaliges Ereignis war oder wiederholt abgelaufen ist. Gelegentlich kann der Nachweis von Siderophagen und Hämatoidinkristallen der einzige Hinweis auf eine Blutung sein, die vor Wochen stattgefunden hat.

Durch den Blutungsreiz findet im Liquorraum eine leptomeningeale Reaktion mit deutlicher Pleozytose statt.

Das Zellbild der akuten Phase ist durch eine massive Erythrozyteninvasion und erhöhte Zahl an neutrophilen Granulozyten gekennzeichnet. Nach ungefähr 4 Stunden treten monozytäre Zellen auf und es beginnt die Phagozytosetätigkeit. Nach ca. 8–12 Stunden kann man Erythrophagen mit frisch phagozytierten Erythrozyten finden (Abb. 38, 39, 40). Daneben sieht man immer wieder Zellen, die leere Vakuolen in der Größe von Erythrozyten enthalten (Abb. 41).

In einzelnen Fällen sieht man bei Blutungen im Liquorraum auch kleine Erythrozytenfragmente, die das Bild eines „schmutzigen" Hintergrundes bieten (Abb. 47). Diese Fragmente dürfen nicht mit Bakterien verwechselt werden. Nach ungefähr 48 Stunden nimmt die Zahl der neutrophilen Granulozyten ab. Monozyten und Lymphozyten mit z.T. deutlichen Aktivierungszeichen treten vermehrt auf, und auch einzelne Plasmazellen und eosinophile Granulozyten können gefunden werden.

3–4 Tage nach der Blutung erscheinen Siderophagen (Abb. 42, 43, 44). Diese enthalten Hämosiderin, das durch enzymatischen Abbau der Erythrozyten entsteht. Morphologisch erscheint Hämosiderin in Form von dunkelbraunen bis grauschwarzen oder dunkelblauen plumpen Granula von unterschiedlicher Größe. Nach etwa einer Woche wird das Zellbild überwiegend mono-lymphozytär. Nach ca. 8 Tagen können bei einem Teil der Patienten Hämatoidinkristalle gefunden werden. Diese sind gleichfalls ein Abbauprodukt des Hämoglobins. Sie treten als leuchtend gelb-orange, rhombenförmige Kristalle von verschiedener Größe in Erscheinung und können intrazellulär (Abb. 44), aber auch extrazellulär (Abb. 45) gefunden werden.

Siderophagen können bis zu einem halben Jahr im Liquor verbleiben.

Die Reaktion der Leptomeningen gegenüber einem Blutungsreiz hängt mit der Stärke der Blutung und dem Alter des Patienten zusammen. Kleinkinder zeigen eine stärkere zelluläre Reaktion und eine intensivere Makrophagentätigkeit. Die Zellbildzusammensetzung erlaubt aber keinen Schluß auf die Ausdehnung einer zerebralen Blutung, ihre Lokalisation und die Prognose.

Purulente bakterielle Meningitis

Die Liquoruntersuchung ist für die Diagnose und Differentialdiagnose der bakteriellen Meningitis entscheidend. Das Erregerspektrum hängt vom Alter des Patienten, von den prädisponierenden Faktoren und vom Infektionsweg ab.

Erregerspektrum in Abhängigkeit vom Lebensalter:

Neugeborene	Enterobakterien
	Streptokokken
Kinder	Haemophilus infl.
	Meningokokken
	Pneumokokken
Erwachsene	Pneumokokken
	Meningokokken
	Staphylokokken

Erregerspektrum in Abhängigkeit von prädisponierenden Faktoren:

Sinusitis, Mastoiditis, Otitis media	Pneumokokken
	Meningokokken
Schädel-Hirn Trauma, Liquorrhoe	Pneumokokken
	Haemophilus infl.
	Enterobakterien
Externe Liquordrainage und Ventrikelkatheter	Staphylokokken
	Enterobakterien
Pneumonie	Pneumokokken
	Streptokokken
Endokarditis	Staphylokokken
	Pneumokokken
Immunsuppression	Listerien
	Enterobakterien
Splenektomie, Alkoholabusus	Pneumokokken

Die bakterielle Meningitis stellt ein schwerwiegendes Krankheitsbild dar, das eine sofortige Therapieeinleitung nötig macht. Der direkte Erregernachweis im Mikroskop ist schnell und effizient. In der MGG-Färbung erscheinen die Keime als blau gefärbte Kokken oder Stäbchen. Mit der Gramfärbung lassen sich grampositive und gramnegative Keime unterscheiden. Der positive Keimnachweis gelingt im Mikroskop in ca. 60–80% der Fälle. Er ist von der Präparationsmethode, Erfahrung des Untersuchers und einer eventuellen Anbehandlung abhängig.

Standardmäßig sind bei Verdacht auf bakterielle Meningitis Liquorkulturen einzusenden, wobei der Liquor entweder rasch und im warmen Zustand in das Labor gebracht werden muß, bzw. bei längeren Transportwegen sofort nach der Entnahme in ein entsprechendes Nährmedium eingebracht werden muß.

Bei Ansprechen der Therapie sollte der Liquor 2 Tage nach Therapiebeginn keimfrei sein.

Zu Beginn der Erkrankung liegt die Zellzahl meist über 1000/µl und kann Werte über 10.000/µl erreichen. Die Gesamteiweißwerte liegen meist zwischen 1000–10.000 mg/l. Die Liquor-Serum Ratio für Glukose beträgt weniger als 0,3.

Das Zellsediment zeigt bei Erkrankungsbeginn in der **akuten exsudativen Phase** eine granulozytäre Pleozytose. Man findet massenhaft neutrophile Granulozyten sowie einige wenige Lymphozyten und Monozyten, selten Plasmazellen und eosinophile Granulozyten. Diagnosebestätigend ist das Auffinden von Keimen, die intrazellulär in Granulozyten oder Monozyten liegen. Finden sich nur einzelne extrazellulär liegende Keime, so kann eine Kontamination nicht ausgeschlossen werden.

In seltenen Fällen (z. B. bei fulminanter Meningokokkenmeningitis, abwehrgeschwächten Patienten usw.) fehlt trotz massiver Bakterienaussaat die Pleozytose. Die Zellzahl ist nur leicht erhöht oder kann sogar im Normbereich sein. In diesen Fällen ist der Liquor klar. Im Sediment finden sich wenige Granulozyten neben einzelnen Lymphozyten und Monozyten, daneben reichlich intra- und extrazellulär liegende Keime. Diese apurulente bakterielle Meningitis weist immer auf einen kritischen Erkrankungszustand hin und hat eine ungünstige Prognose mit relativ hoher Letalität oder Defektheilungsrate.

Das Zellbild geht bei erfolgreicher Therapie nach 3–6 Tagen in die **subakute proliferative Phase** über. Die Zahl der Granulozyten nimmt ab, es treten vermehrt Lymphozyten und Monozyten mit verstärkten Aktivierungszeichen und Phagozytosetätigkeit auf.

Es folgt die **Reparationsphase,** die durch ein mono-lymphozytäres Sediment, eventuell mit einzelnen Granulozyten, geprägt ist. Die Zellzahl und die Aktivierungszeichen nehmen im Verlauf von Wochen bis zum Normalbild ab.

Der Heilungsverlauf der bakteriellen Meningitis kann durch ein Wiederaufflammen der Entzündung kompliziert sein. Dabei kommt es zu einer neuerlichen Zunahme von neutrophilen Granulozyten. Aus dem Verlauf des Zellbildes kann im allgemeinen nicht auf den Erreger geschlossen werden. Bei der Listerienmeningitis kann allerdings die subakute Phase Monate dauern, da der Erreger in die Nervenzellen eindringen und dort Monate persistieren kann.

Im folgenden werden kurz die häufigsten Meningitis-Erreger angeführt (Abb. 48–61, alle hier dargestellten Keime wurden kulturell typisiert). Die morphologische Identifizierung der Keime im Liquorsedimentpräparat kann nur eine erste Orientierung darstellen, erst die weiteren bakteriologischen Untersuchungen ergeben die genaue Klassifizierung.

- Pneumokokken: grampositive, ovale bis lanzettenförmige Kokken, meist paarförmig oder in kurzen Ketten liegend, mit Kapselbildung.
- Staphylokokken: grampositive, runde, unregelmäßig in Haufen liegende Kokken (oft „traubenförmig").
- Streptokokken: grampositive, runde, vorwiegend in Ketten liegende Kokken.
- Meningokokken: gramnegative, semmelförmige Diplokokken.
- Haemophilus influencae: gramnegative, vorwiegend kurze Stäbchen mit einzelnen längeren, fadenförmigen Formen (oft ausgeprägte Pleomorphie).
- Enterobakterien: gramnegative Stäbchen verschiedenster Form, je nach Gattung.
- Listerien: zarte, regelmäßig geformte grampositive Stäbchen.

Nach Antibiotikatherapie können die Bakterien ihr Gramverhalten und auch ihre Form verändern. Die Information über eine vorhergehende Behandlung ist daher von großer Wichtigkeit.

Bei frischen Blutungen können in der Gramfärbung manchmal kleine, unregelmäßig geformte, gramnegativ erscheinende Partikel gefunden werden, die nicht mit Bakterien verwechselt werden dürfen (Abb. 62).

Hirnabszeß und extraduraler Abszeß

Solange Hirnabszesse abgekapselt sind, findet sich meist eine geringfügige Pleozytose, in seltenen Fällen auch eine normale Zellzahl. Sie kann unter Umständen bis 300 Zellen/µl ansteigen. Im Sediment sind Granulozyten, Monozyten und Lymphozyten etwa zu gleichen Anteilen, sowie immer wieder Makrophagen. Die Aktivität der Lymphozyten ist meist gering. Erst bei Einbruch des Abszesses in den Liquorraum kommt es zu einem starken Zellzahlanstieg mit reichlich neutrophilen Granulozyten. Eine Abszedierung kann auch nach einer behandelten purulenten Meningitis vermutet werden, wenn die Granulozyten persistieren oder zahlreiche Monozyten und Makrophagen auftreten.

Extradural lokalisierte Abszesse sind liquorzytologisch nicht von abgekapselten Hirnabszessen zu unterscheiden (Abb. 63). Bei anderen liquornahen bakteriellen Entzündungen (Sinusitis, Mastoiditis, Otitis media), die noch keine Verbindung zum Liquorraum haben, finden sich manchmal ähnliche liquorzytologische Veränderungen. Spinale extradurale Abszesse zeigen häufig einen deutlich erhöhten Gesamteiweißwert, der auf eine Liquorzirkulationsstörung hinweist.

Nicht purulente bakterielle Entzündungen

Bei einer Reihe von subakut bis chronisch verlaufenden bakteriellen Infektionen des ZNS und seiner Häute kommt es im Unterschied zur eitrigen Meningitis zu nicht purulenten Entzündungen. Die Zellzahl liegt bei diesen Erkrankungen häufig zwischen 50 und 500 Zellen/µl und erreicht nur selten Werte über 1000. Das Gesamteiweiß ist meistens nur mäßig zwischen 1000 und 2500 mg/l erhöht. Bei Werten über 5000 mg/l besteht der Verdacht auf eine Liquorzirkulationsstörung. Fast immer ist eine Schrankenfunktionsstörung zu erwarten. Bei längerem Krankheitsverlauf finden sich häufig erhöhte IgG-Index Werte und oligoklonale Banden. Bei den meisten Erkrankungen dieser Gruppe ist die Glukosekonzentration im Liquor normal, lediglich bei tuberkulöser Meningitis deutlich vermindert. Das Liquorzellbild ist je nach Krankheitsstadium und Krankheitserreger variabel.

Tuberkulöse Meningitis

Die tuberkulöse Meningitis geht bei 85 % der Patienten mit einer mäßigen Liquorpleozytose (50–500 Zellen/µl) einher. Selten werden höhere Werte bis zu 4000 Zellen/µl erreicht. Das Zytogramm zeigt meist ein „buntes Zellbild". Es handelt sich dabei um ein gemischtes Zellbild mit Lymphozyten, aktivierten Formen, Plasmazellen, Monozyten und einem mehr oder weniger hohen Anteil neutrophiler Granulozyten (Abb. 64), der besonders zu Beginn der Erkrankung oder während Krankheitsexazerbationen deutlich zunimmt und im Zellbild überwiegen kann. Selten wurden Langhans'sche Riesenzellen beobachtet. Dies sind mehrkernige Riesenzellen mit randständigen Kernen.

Tuberkelbazillen werden mit der Ziehl-Neelsen-Färbung je nach Technik bei 8–86 % der Patienten im Liquor nachgewiesen. Bei etwa 20 % der klinisch definitiven Krankheitsfälle bleibt die Liquorkultur negativ. Der Erregernachweis mittels PCR ist mit Vorsicht zu beurteilen, da falsch positive Resultate vorkommen können.

Neurosyphilis

Entzündliche Liquorveränderungen können in allen Stadien der Neuro-syphilis gefunden werden. Häufig handelt es sich um eine lymphozytäre Pleozytose (Abb. 65). Bei der frühsyphilitischen Meningitis liegt die Zellzahl meist über 350 Zellen/µl. Im Sediment überwiegen Lympho-zyten, Granulozyten sind häufig anzutreffen. Bei der meningovas-kulären Syphilis des Tertiärstadiums ist die Pleozytose geringer ausge-prägt und reicht meistens bis 100 Zellen/µl. Lediglich die meningitische Variante erreicht Werte bis 350 Zellen/µl. Das Tertiärstadium zeigt ein lymphozytäres Zellbild, bei der meningitischen Verlaufsform finden sich zusätzlich neutrophile Granulozyten. Ein hoher Anteil von Plas-mazellen ist für die Neurosyphilis des Tertiärstadiums und vor allem für die Progressive Paralyse charakteristisch. Vaskuläre Krankheitsverläufe lassen oft eine Pleozytose vermissen. Bei der Tabes dorsalis liegt häu-fig nur eine geringe Pleozytose mit einem lymphozytären Zellbild vor. Bei „ausgebrannten Krankheitsfällen" sind Zellzahl und Zellbild oft normal.

Liquoruntersuchungen sind nicht nur für die Diagnostik der Neuro-syphilis sondern auch zur Überwachung des Therapieerfolges unersetz-lich. Nach erfolgreicher Therapie normalisiert sich die Zellzahl inner-halb von 6 Monaten, innerhalb von 12 Monaten ist ein quantitativer Abfall der IgG-Synthese zu erwarten. Treponemenspezifisches IgM ist, falls vor Therapiebeginn vorhanden, nach 12 Monaten im Serum nicht mehr nachweisbar [9]. Die Albuminratio und der Liquor-VDRL Titer normalisieren sich innerhalb von 3–12 Monaten.

Neuroborreliose

Die Borrelieninfektion des Nervensystems manifestiert sich beim Erwachsenen häufig als schmerzhafte Meningoradikulitis (Bannwarth-Syndrom), bei Kindern als uncharakteristische Meningitis oder Fa-zialisparese. Eine Liquorpleozytose ist schon vor der Serokonversion nachweisbar und liegt bei der Erstuntersuchung zwischen 10–1000 Zel-len/µl – im Mittel bei 170 Zellen. Die Gesamteiweißwerte reichen zu diesem Zeitpunkt von Normalbefunden bis 4000 mg/l. Eine intrathekale Immunglobulinsynthese mit einer IgM und IgG Vermehrung kann initial ebenso wie spezifische Antikörper fehlen, ist im weiteren Krank-heitsverlauf aber nahezu immer nachweisbar.

Im Zellbild dominieren Lymphozyten mit so ausgeprägten Aktivie-rungszeichen, daß Verwechslungen mit Lymphomen beschrieben wurden [10]. Der Anteil der Plasmazellen liegt zwischen 2% und 30% (Abb. 66, 67). Neutrophile Granulozyten können im frühen Krankheitsstadium mehr oder minder häufig angetroffen werden. Gelegentlich findet sich ein geringer Anteil an eosinophilen Granulozyten.

Das gleiche Zellbild liegt auch bei der seltenen chronischen Neuroborreliose vor, die klinisch mit dem Bild einer chronischen Meningitis oder einer progredienten Enzephalomyelitis einhergeht (Abb. 68). Da bei der chronischen Enzephalomyelitis klinische Defektsymptome zu erwarten sind, ist die Normalisierung der Zellzahl, die ein halbes Jahr nach adäquater Behandlung einsetzen soll, ein wichtiger Therapiemonitor (Abb. 69).

Leptospirose

Eine Meningitis ist die häufigste neurologische Manifestation der Leptospirose. Selten begegnet man einer Enzephalitis, Enzephalomyelitis, poliomyelitischen Verlaufsformen, Hirnnervenparesen oder einer Polyradikuloneuritis. Die Zellzahl zeigt in der Mehrzahl der Fälle Werte um 100 Zellen/µl mit neutrophilen Granulozyten zu Krankheitsbeginn. Innerhalb von wenigen Tagen wechselt das Zytogramm in ein gemischtes oder überwiegend lymphozytäres Zellbild.

Nocardiose

Die Nocardiose tritt überwiegend bei immunsupprimierten Patienten auf und führt zu Hirnabszessen und Meningitiden. Der Liquorbefund variiert je nach klinischem Bild. Die Zellzahl kann normal sein, aber auch Werte bis 5000/µl erreichen. Zunächst herrscht ein vorwiegend granulozytäres, im weiteren Krankheitsverlauf ein lymphozytäres Zellbild vor.

Neurobruzellose

Dieses Krankheitsbild manifestiert sich am häufigsten als akute oder subakute, gelegentlich auch als chronische Meningoenzephalitis. Arteriitiden mit Hirninfarkten oder mykotischen Aneurysmen und konsekutiven Hirnblutungen wurden beobachtet. In nahezu allen Fällen findet sich eine Pleozytose von 10–1000 Zellen/µl. Das Zellbild ist anfangs granulozytär, später überwiegend lymphozytär mit einigen Neutrophilen, Eosinophilen und Plasmazellen. Der Erreger, ein grampositives Stäbchen, kann nur selten im Liquor gefunden werden.

Morbus Whipple

Etwa 15% der Patienten mit Morbus Whipple entwickeln neurologische Symptome. Häufig besteht klinisch die Trias Demenz, Ophthalmoplegie und Myoklonien. Selten ist die klinische Symptomatik ausschließlich auf das ZNS beschränkt. Der Liquor zeigt entweder ein normales Zellbild oder eine mäßig Pleozytose bis 400 Zellen/µl. Wiederholt konnten auch bei normaler Zellzahl Makrophagen mit PAS positiven sichelförmigen Einschlüssen beobachtet werden, bei denen es sich elektronenmikroskopisch um Bakterienabbauprodukte handelt [11]. Diese „Siarecky-Zellen" oder SPC (sickle form particles containing cells) werden auch in Dünndarmbiopsaten gefunden und sind pathognomonisch. Die Erkrankung wird durch das erst 1992 entdeckte, in die Gruppe der grampositiven Aktinomyzeten einzuordnende Bakterium Tropheryma whippelii verursacht.

Legionellose

Etwa 50% der Patienten mit Legionärskrankheit zeigen abgesehen von der klinisch vorherrschenden Pneumonie, eine vermutlich toxische Encephalopathie. Lediglich bei 20% dieser Krankheitsfälle wurde eine milde Pleozytose mit einem gemischten Zellbild beschrieben.

Mykoplasmen

Mycoplasma pneumoniae ist ein typischer Erreger von Infekten des Respirationstraktes. Neurologische Erkrankungen sind bei 0,1–7% der Patienten zu beobachten. Klinisch ist das Krankheitsbild variabel. Es konnten Patienten mit Enzephalitis, Meningoenzephalitis, akut demyelinisierender Enzephalomyelitis (ADEM), Meningitis, Hirnnervenausfällen oder Polyradikulitis beobachtet werden. Dieses breite Krankheitsspektrum macht es wahrscheinlich, daß ein direkter Erregerbefall des Nervensystems oder eine durch Mykoplasmen ausgelöste Autoimmunerkrankung vorliegt. Die Liquorbefunde sind in der Hälfte der Fälle normal, sonst wurde eine lymphozytäre Pleozytose zwischen 5–1200 Zellen/µl beschrieben.

Virale Meningitis, Meningoenzephalitis und Enzephalitis

Bei der viralen Meningitis und Meningoenzephalitis liegt in der Mehrzahl der Fälle eine Liquorpleozytose zwischen 10 und 1000 Zellen/µl vor. Vor allem in der Frühphase der Enzephalitis kann auch eine normale Zellzahl angetroffen werden. Der Liquoreiweißgehalt ist häufig nur mäßig, zwischen 500–800 mg/l erhöht. Zu Krankheitsbeginn liegt meistens eine Schrankenfunktionsstörung vor, im späteren Krankheitsverlauf finden sich bei etwa der Hälfte der Fälle erhöhte IgG-Index Werte und/oder oligoklonale Banden.

Im Zytogramm ist das lymphozytäre Zellbild so vorherrschend, daß der Begriff „lymphozytäre Meningitis" oft mit einer viralen Meningitis gleichgesetzt wird. Die virale Meningitis ist auch die Hauptursache der sogenannten aseptischen Meningitis, einer selbstlimitierenden Entzündung der Leptomeningen, ohne Hinweis auf eine Bakterien- oder Pilzinfektion. Es muß allerdings erwähnt werden, daß die Frühphase der viralen Meningitis wie jede andere Entzündung mit einer exsudativen Zellreaktion, also mit überwiegend neutrophilen Granulozyten, einhergehen kann (Abb. 70). Dies führt manchmal zu Schwierigkeiten in der differentialdiagnostischen Abgrenzung zur eitrigen oder tuberkulösen Meningitis. Der Wechsel in das proliferative überwiegend lymphozytäre Entzündungsstadium erfolgt bei viralen Entzündungen meist sehr rasch, innerhalb von 12–72 Stunden nach Krankheitsbeginn. In differentialdiagnostisch unklaren Situationen wird daher eine kurzfristige Repunktion bei einer viralen Infektion das typische lymphozytäre Zellbild zeigen, wie es üblicherweise bereits bei der Erstpunktion vorliegt. Das Spektrum reicht von einem deutlich aktivierten Zellbild mit zahlreichen meist aktivierten Lymphozyten, Plasmazellen – auch zwei und mehrkernige Formen und Mitosen (Abb. 71) bis zu einem ruhigen monomorphen Zellbild mit überwiegend kleinen Lymphozyten (Abb. 72). Auch die Monozyten zeigen Aktivierungszeichen. Gegen Krankheitsende nehmen die Zellzahl und Zellaktivierung ab und es kommt zu einer Zunahme der Monozyten.

In der Mehrzahl der Fälle bleibt der Erreger der aseptischen Meningitis unbekannt. Bei Meningitiden mit nachgewiesenem Erreger finden sich an erster Stelle Entero- und Mumpsvirusinfektionen. Der am häufigsten nachgewiesene Erreger bei sporadischer Enzephalitis ist das Herpes simplex-Virus.

Aus Zellzahl und Zellbild kann weder der Krankheitserreger diagnostiziert werden, noch auf den Schweregrad der Erkrankung geschlossen werden. Auch eine Differenzierung zwischen primärer Virusinfektion und para- bzw. postinfektiösen Krankheitsformen ist aus dem Zytogramm nicht möglich. Einige liquorzytologische Merkmale erlauben dennoch Rückschlüsse auf den Krankheitserreger. Eine Beimengung von Erythrozyten kann bei der hämorrhagischen Enzephalitis gefunden werden, wie z. B. bei der Herpes-Enzephalitis (Abb. 73) und der akuten CMV(Zytomegalievirus)-Enzephalitis (Abb. 74). Entscheidend zur Abgrenzung einer iatrogenen Blutbeimengung ist der Nachweis von Erythro- bzw. Siderophagen. Bei der akuten CMV-Enzephalitis werden manchmal sogenannte „Eulenaugenzellen" – Riesenzellen mit Kerneinschlüssen, die von einem hellen Hof umgeben sind und Viruspartikel enthalten – beobachtet. Bei Patienten mit FSME (Frühsommermeningoenzephalitis) konnten wir wiederholt eine länger als 72 Stunden anhaltende granulozytäre Entzündungsphase beobachten (Abb. 75). Ein besonders stark aktiviertes Zellbild ist bei der Mumps-Meningoenzephalitis beschrieben worden. Zahlreiche große monozytoide Zellen werden bei der Mollaret'schen Meningitis, einer chronisch rezidivierenden, vermutlich durch ein Herpes simplex Virus hervorgerufenen, Infektion gefunden [12].

Liquorveränderungen bei den primären, durch eine direkte HIV-Infektion des Nervensystems hervorgerufenen neurologischen AIDS-Manifestationen, sind unspezifisch. Sie sollen aber aus Gründen der Übersichtlichkeit an dieser Stelle hervorgehoben werden. Eine lymphozytäre Pleozytose ist sowohl bei der akuten, reversiblen Meningoenzephalitis, die kurz nach dem Infektionszeitpunkt und häufig noch vor der Serokonversion einsetzt, wie auch bei der chronischen HIV-Enzephalitis bzw. dem AIDS-Demenz-Komplex zu erwarten. Ebenfalls eine lymphozytäre Pleozytose ist bei akuten oder chronischen demyelinisierenden HIV-Polyradikuloneuritiden, gelegentlich auch bei der Mononeuritis multiplex anzutreffen. Findet man hingegen bei AIDS-Patienten mit Polyradikulitis ein granulozytäres Zellbild, so ist eine CMV-Polyradikulitis, also eine sekundär durch die Immundefizienz bedingte Erkrankung, zu erwarten. Andere häufige sekundäre Krankheitsmanifestationen (opportunistische Infektionen, Neoplasien) sind in den entsprechenden Kapiteln angeführt.

Mykosen und Parasitosen

Um den Rahmen des Buches nicht zu sprengen, haben wir uns lediglich auf die in Zentraleuropa vorkommenden Mykosen und Parasitosen beschränkt.

Mykosen

Mykosen sind ein seltenes Krankheitsbild, das vor allem bei immun-supprimierten Patienten vorkommt. Die Zellzahlen schwanken je nach Krankheitsmanifestation (Meningitis, Meningoenzephalitis, Pilzgranulom) zwischen normalen Werten und 1000 Zellen/µl. Eine normale Zellzahl oder eine geringgradige Pleozytose ist bei AIDS-Patienten mit Pilzinfektion häufig. Das Gesamteiweiß reicht von Normalwerten bis zu 5000 mg/l und mehr. Die Eiweißvermehrung ist auf eine Schrankenfunktionsstörung, häufig auch auf eine zusätzliche intrathekale Immunglobulinsynthese zurückzuführen. Ein erhöhter IgG-Index und oligoklonale Banden sind im chronischen Krankheitsstadium zu erwarten.

Ein Pilznachweis gelingt bei manchen Krankheitsformen direkt im Liquorsediment, sonst über Antigen- bzw. Antikörpernachweis oder über die kulturelle Anzüchtung.

Bei meningozerebralen Pilzinfektionen ist das Liquorzellbild variabel. Bei akuten Infektionen kann ein überwiegend granulozytäres Zellbild vorliegen, häufig findet man jedoch ein gemischtes Zellbild mit Lymphozyten und aktivierten Formen, neutrophilen und eosinophilen Granulozyten, Monozyten, Phagozyten sowie Plasmazellen. Bei chronischen Infektionen kann das Zellbild nur aus Lymphozyten und Monozyten bestehen.

Kryptokokkose

Die Kryptokokkose, hervorgerufen durch Cryptococcus neoformans, ist die in Europa am häufigsten anzutreffende Pilzinfektion des Nervensystems. Sie verursacht eine subakute bis chronische Meningoenzephalitis mit unterschiedlicher Pleozytose. Die Kryptokokken sind in mehr oder minder großer Zahl nachweisbar. Cryptococcus neoformans ist in der MGG-Färbung als rundlicher oder ovaler 5–20 μm großer knospenbildender Organismus mit deutlicher Membran und schleimiger Kapsel zu erkennen (Abb. 76). Gelegentlich findet man Kryptokokken in Makrophagen eingeschlossen (Abb. 77). Unter mykostatischer Therapie und nach Phagozytose verlieren die Pilze ihre Schleimkapsel. Gut nachweisbar sind Kryptokokken in Tuschepräparaten und Spezialfärbungen (z. B. Alcian-Blau-, PAS- oder Grocott-Färbung).

Candidiasis

Nur 5 der 80 Candida-Spezies können eine Infektion des Nervensystems hervorrufen, darunter am häufigsten Candida albicans. Klinisch handelt es sich bei dem sehr seltenen Krankheitsbild um eine subakute Meningoenzephalitis. Candida albicans läßt sich als ovaler, sprossender Pilz von 4–5 μm Durchmesser einzeln oder in Gruppen nachweisen (Abb. 33).

Aspergillose

Die durch den Aspergillus fumigatus hervorgerufene Aspergillose führt zu Hirnabszessen, zu Meningoenzephalitiden oder Myelitiden mit entsprechenden Liquorveränderungen. Ein direkter Pilznachweis im Liquor gelingt fast nie.

Mucormykose

Die Mucormykose des ZNS ist eine meist rasch und tödlich verlaufende Krankheit. Die Hyphen der Pilze durchwandern bevorzugt Blutgefäßwände und führen zur Invasion in die Blutbahn, Embolisation und Infarktbildung. Die Liquorveränderungen sind variabel, der Liquor kann blutig sein. Der direkte Pilznachweis aus dem Liquor gelingt nie.

Parasitosen

Auch bei den Parasitosen des Nervensystems finden sich je nach Manifestationsform stark variierende Zellzahlen zwischen Normalbefunden und mehreren 1000 Zellen/μl. Meistens liegt die Pleozytose allerdings zwischen 20 und 300 Zellen/μl. Das Gesamteiweiß ist häufig mäßiggradig erhöht, erhöhte IgG-Index Werte und/oder der Nachweis oligoklonaler Banden sind vor allem bei chronischen Verläufen zu erwarten. Das Zellbild ist unterschiedlich und reicht von einer überwiegend granulozytären Entzündung bei akuten Krankheitsformen, über ein gemischtes Zellbild bis zu einer überwiegend lymphozytären Entzündung bei chronischen Verläufen. Eosinophile Granulozyten sind für alle Stadien charakteristisch.

Toxoplasmose

Die Infektion mit Toxoplasma gondii bleibt in den meisten Fällen asymptomatisch. Neurologische Infektionen manifestieren sich als konnatale oder als erworbene Meningoenzephalitiden. Bei der konnatalen Form kommen die Kinder mit schweren neurologischen Schäden zur Welt. Der Liquor zeigt meist eine lympho- und monozytäre Pleozytose mit 20–300 Zellen/µl. Die Toxoplasmose des Erwachsenenalters ist eine der häufigsten opportunistischen Infektionen des Nervensystems. Etwa $^1/_3$ aller ZNS-Komplikationen bei AIDS-Patienten werden durch Toxoplasmen hervorgerufen. Sie manifestiert sich als Meningoenzephalitis mit häufig fokalen Symptomen oder als raumfordernde Granulomatose. Der Liquor zeigt eine lymphozytäre Pleozytose mit 30–150 Zellen/µl. Manchmal findet sich ein hoher Prozentsatz an Plasmazellen (Abb. 78). Nur selten werden bei akuten Krankheitsfällen Toxoplasmen im Liquorsediment nachgewiesen.

Zystizerkose

Die Zystizerkose, hervorgerufen durch Larven des Schweinebandwurmes (Taenia solium) ist in Zentraleuropa die häufigste Wurminfektion des ZNS. Meistens findet man im Liquor eine überwiegend lymphozytäre Pleozytose mit zahlreichen aktivierten Lymphozyten und bei chron. Infektion auch zahlreiche Plasmazellen. 10–15 % der Zellen sind neutrophile Granulozyten und Monozyten. Eosinophile Granulozyten sind fast immer nachweisbar, ihr Anteil kann stark schwanken (Abb. 79).

Trichinose

Bei etwa 10–20 % der Erkrankten kommt es zur Absiedelung der Larven von Trichinella spiralis im ZNS und zu meningoenzephalitischen Symptomen. In etwa der Hälfte dieser Fälle findet man eine Liquorpleozytose, häufig mit einem gemischten Zellbild und eosinophilen

Granulozyten. In etwa 25% konnten Larven im Liquor beobachtet werden.

Toxocara

Toxocara-Larven können auf ihrer Wanderung durch den Körper auch in das ZNS gelangen und eine uncharakteristische Meningoenzephalitis oder Myelitis mit schubhaftem Verlauf hervorrufen. Der Liquor weist meist eine mäßige Pleozytose auf. Eosinophile Granulozyten sind häufig nachzuweisen.

Amöbeninfektionen

Amöbeninfektionen des ZNS werden entweder als Amöbenabszesse oder als primäre Amöbenenzephalitis manifest. Zerebrale Amöbenabszesse entstehen in der Regel durch die Infektion mit Entamöba histolytica infolge hämatogener Streuung nach Leberabszessen. Die Liquorveränderungen entsprechen den bei Hirnabszessen beobachteten Zellbildern. Amöben sind bei dieser Manifestationsform im Liquor nicht nachzuweisen.

Die Erreger der primären, foudroyant verlaufenden Amöbenenzephalitis sind frei lebende Gattungen der Naegleria oder Hartmanella. Meist ist der Liquor putride, oft auch zusätzlich hämorrhagisch. Selten wurden auch Fälle mit geringer Pleozytose beobachtet. Die mikroskopische Untersuchung des nativen Liquors läßt bei dieser Manifestationsform frei bewegliche Amöben erkennen.

Nicht erregerbedingte entzündliche Erkrankungen

Die Zellzahlen in dieser Krankheitsgruppe schwanken zwischen Normalwerten und wenigen 100 Zellen/µl. Das Gesamteiweiß ist in der Mehrzahl der Fälle mäßig erhöht, meist finden sich Hinweise auf eine intrathekale IgG-Synthese und eine Schrankenfunktionsstörung.

Multiple Sklerose (MS), isolierte Optikusneuritis und akute demyelinisierende Enzephalomyelitis (ADEM)

Bei 30–60% der Patienten mit MS findet sich eine mäßige Pleozytose, die nur selten 20 Zellen/µl überschreitet. Eine Gesamteiweißvermehrung wird bei 30–50% der Patienten beobachtet, sie bleibt meist unter 1000 mg/l. Der Nachweis oligoklonaler Banden ist je nach Technik bei bis zu 98% der Patienten mit gesicherter MS möglich.

Das Zellbild ist lympho-monozytär mit einem relativen Überwiegen der Lymphozyten. In der Mehrzahl der Fälle finden sich aktivierte Lymophozyten und Plasmazellen (Abb. 80, 81).

Idente Liquorbefunde können auch bei der isolierten Optikusneuritis und bei der ADEM, die klinisch nicht von einer MS Erstmanifestation zu unterscheiden sind, gefunden werden. Bei der ADEM können jedoch eine höhere Pleozytose (bis zu 1500 Zellen/µl) und kurzfristig zu Krankheitsbeginn ein granulozytäres Zellbild beobachtet werden. Oligoklonale Immunglobuline werden bei der ADEM im Unterschied zur MS nicht permanent, sondern nur vorübergehend gebildet.

Bei der fulminant verlaufenden hämorrhagischen Leukenzephalitis (Hurst) können zusätzlich zur granulozytären Pleozytose Erythrozyten gefunden werden.

Sarkoidose

In 2–7% der Patienten mit Sarkoidose findet sich eine Mitbeteiligung des Nervensystems. Etwas mehr als die Hälfte der Patienten zeigen eine mäßige Liquorpleozytose und mäßig erhöhte Gesamteiweißwerte. Der IgG-Index ist erhöht, oligoklonale Banden werden nicht so häufig wie bei der MS gefunden. Das Liquor-ACE (Angiotensin converting enzyme) ist in der Hälfte der Fälle erhöht, dieser Befund ist jedoch nicht spezifisch. Im Zytogramm findet sich eine lymphozytäre Pleozytose und Plasmazellen. Vereinzelt werden auch neutrophile und eosinophile Granulozyten beobachtet (Abb. 82).

Morbus Behçet

Die Krankheit ist durch ein schubförmiges Auftreten von Aphthen im Mund- und Genitalbereich, einer Hypopyon-Iritis und enzephalomyelitischen Symptomen charakterisiert. Der Liquorbefund zeigt eine mäßiggradige Pleozytose und Gesamteiweißerhöhung. Oligoklonale Banden sind nur selten nachweisbar. Zu Krankheitsbeginn überwiegen neutrophile Granulozyten, bereits nach 1–2 Tagen wird das Zellbild gemischt, gegen Ende des Krankheitsschubes dominieren Monozyten.

Rezente umfassende Arbeiten über Liquoruntersuchungen bei **Vaskulitiden** und **Kollagenosen** sind uns nicht bekannt. Sowohl bei primären wie auch bei sekundären Vaskulitiden ist eine Mitbeteiligung des ZNS in unterschiedlicher Häufigkeit zu beobachten. ZNS-Vaskulitiden, die als Begleit- oder Folgeerkrankung einer erregerbedingten Meningitis oder Meningoenzephalitis auftreten, werden in diesem Abschnitt nicht berücksichtigt.

Bei einem Drittel bis zur Hälfte der Patienten mit ZNS-Vaskulitis finden sich keine Liquorveränderungen. Ein normaler Liquor schließt somit eine ZNS-Vaskulitis nicht aus. Trotz der unterschiedlichen Pathomechanismen, die den verschiedenen Vaskulitis-Formen zugrunde liegen, wurde bei der großen Mehrzahl nur eine uncharakteristische, mäßige, lymphozytäre Pleozytose beobachtet. Manchmal finden sich zusätzlich Zeichen einer Einblutung in den Liquorraum (Abb. 83). Eine intrathekale IgG-Synthese ist vor allem bei Kollagenosen zu erwarten.

Isolierte Angiitis des ZNS

Diese seltene Erkrankung ist schwierig und meist nur durch eine Hirn- oder Meningealbiopsie zu diagnostizieren. Bei etwa der Hälfte der Fälle wurde eine mäßige lymphozytäre Pleozytose beobachtet, die nur selten 250 Zellen/µl überstieg.

Primäre Vaskulitiden mit fakultativer ZNS-Beteiligung

In 20–40% der Fälle sind ZNS-Beteiligungen bei der Panarteriitis nodosa, der allergischen Granulomatose (Churg-Strauss), dem Takayasu-Syndrom, der Wegener'schen Granulomatose und der lymphomatoiden Granulomatose zu erwarten. Seltener, in bis zu 10% der Fälle, finden sich ZNS-Manifestationen bei der Arteriitis temporalis und der Hypersensitivitätsangiitis nach Zeek. Auch bei diesen Krankheitsbildern wurde eine geringe, uncharakteristische, lymphozytäre Pleozytose beschrieben. Bei der allergischen Granulomatose kann eine erhöhte Liquoreosinophilie beobachtet werden.

Kollagenosen

Liquorbefunde bei Patienten mit zerebralem Lupus erythematodes (LE), der nur selten mit einer Vaskulitis einhergeht, sind wenig aufschlußreich. Bei einem Drittel der Patienten findet sich eine uncharakteristische Pleozytose mit 5–50 Zellen/µl. Höhere Zellzahlen mit einem überwiegend granulozytären Zellbild lassen eine opportunistische Infektion vermuten. LE-Zellen sind im Liquor fast nie zu beobachten.

Bei neurologischen Manifestationen des Sjögren-Syndroms wurde eine Pleozytose zwischen 30 und 900 Zellen/µl beschrieben. Chronische Verläufe mit normaler Zellzahl sind bekannt. Im Zytogramm findet sich ein gemischtes, gelegentlich auch ein rein lymphozytäres Zellbild. Große, atypische, mononukleäre Zellen, die gelegentlich phagozytiertes Material enthalten, wurden als für diese Krankheit charakteristisch beschrieben [13].

Medikamenteninduzierte Meningitis

Die medikamenteninduzierte Meningitis wurde zunächst bei jungen Frauen mit LE, unmittelbar nach Einnahme von Ibuprofen gefunden. Nach der Applikation einer Reihe anderer Medikamente wurden ebenfalls aseptische Meningitiden beschrieben, wie z. B. bei Trimethoprim, Sulfamethoxazol, Sulfadiazin, Azathioprin und intravenöser Immunglobulingabe [14]. Pathogenetisch wird eine akute Hypersensitivitätsreaktion vermutet. Die klinischen Symptome verschwinden rasch nach Absetzen der auslösenden Noxe. Beweisend ist das Wiederauftreten der Meningitis nach Reexposition.

Der Liquor zeigt eine Pleozytose, meist mit einigen 100 bis über 1000 Zellen/µl. Im Zellbild findet sich häufig eine neutrophile Granulozytose, seltener wurde eine lymphozytäre oder auch eosinophile Pleozytose beschrieben.

Neurologische Erkrankungen mit seltener Pleozytose

Bei einigen typischen neurologischen Krankheitsbildern ist nur in seltenen Fällen eine Liquorpleozytose zu beobachten. Dies kann zu differentialdiagnostischen Schwierigkeiten bzw. zu einem Infragestellen der bisherigen Diagnose führen.

Polyradikulitis Guillain-Barré

Das meistens mit einer aufsteigenden Lähmung einhergehende Guillain Barré Syndrom (GBS) zeigt im Liquor deutlich erhöhte Gesamteiweißwerte und eine normale oder minimal erhöhte (<10 Zellen/µl) Zellzahl. Diese Befundkonstellation ist charakteristisch und eine wichtige Stütze zur Diagnosestellung [15]. Das Gesamteiweiß kann in der ersten Krankheitswoche noch normal sein. Gelegentlich finden sich auch Zellzahlen zwischen 10 und 50 Zellen/µl. Bei höheren Zellzahlen muß die Diagnose in Frage gestellt werden. Das Zellbild ist mono-lymphozytär, gelegentlich sieht man Plasmazellen. Nicht selten werden bei Krankheitsbeginn bis zu 10 % neutrophile Granulozyten beobachtet. Für andere Autoren sind neutrophile Granulozyten ein Kriterium, das die Diagnose eines GBS in Frage stellt [15]. Bei einer atypisch hohen Pleozytose bzw. bei einem höheren Anteil neutrophiler Granulozyten müssen vor allem erregerbedingte Polyradikulitiden in Erwägung gezogen werden.

Zerebrovaskulärer Insult

Früher wurde häufig zur Differenzierung zwischen hämorrhagischen und ischämischen Insulten Liquoruntersuchungen herangezogen. Seit der Verfügbarkeit von Computertomographie (CT)-Geräten sind der Verdacht auf eine CT-negative Subarachnoidalblutung und der Verdacht auf eine Vaskulitis die einzigen Indikationen zur Liquoruntersuchung bei Insultpatienten. Bei ischämischen Insulten sind die Liquorbefunde in der Regel normal oder subnormal mit nur minimaler Zellzahl- und Eiweißerhöhung. Im Zytogramm wird eine vorwiegend monozytäre Zellreaktion beschrieben, die in den ersten Krankheitswochen auch von Makrophagen, neutrophilen Granulozyten und vereinzelt Plasmazellen begleitet sein kann. Bei Nachweis einer aktivierten Lymphozytose mit Plasmazellen und/oder einer intrathekalen IgG-Synthese ist differentialdiagnostisch eine Vaskulitis als Insultursache in Erwägung zu ziehen.

Migräne

Pathologische Liquorbefunde stellen bei der Migräne eine Ausnahme dar und sollten diese Diagnose in Frage stellen. Bei familiärer „hemiplegischer" Migräne, zum Teil mit komatösem Krankheitsverlauf, wurde selten im oder kurz nach dem Anfall eine geringe Pleozytose beschrieben. Schwere einzelne oder innerhalb einer Woche rezidivierende Migräneattacken mit Aura wurden im Rahmen von abakteriellen Meningitiden bei Patienten mit oder ohne vorangegangene Migräne beobachtet [16].

Postiktische Pleozytose

Eine mäßige Pleozytose ist bei 2% von Patienten nach epileptischen Anfällen in den ersten 72 Stunden beobachtet worden. Oft handelte es sich um schwere oder gehäufte Anfälle. Das Zellbild entspricht dem einer Reizpleozytose. Andere Ursachen für epileptische Anfälle, wie ZNS-Infektionen sowie Tumore und Blutungen mit begleitender Reizpleozytose, müssen ausgeschlossen werden, bevor die Diagnose einer postiktischen Pleozytose gestellt werden kann.

Neoplasien

Die Wahrscheinlichkeit, im Liquor Tumorzellen zu finden, hängt von der Lokalisation und Art des Tumors ab. Sie beträgt für primäre Hirntumore etwa 15%, für Metastasen 30–40% und für Meningeosen 80%. Seit Entwicklung der modernen bildgebenden und stereotaktischbioptischen Verfahren hat die Liquoruntersuchung lediglich bei Meningeosen ihre diagnostische Bedeutung behalten.

Die Tumorzelldiagnostik richtet sich nach den allgemein gültigen Malignitätskriterien, wie

- abnorme Größe der Zellen und der Kerne
- gestörte Kern/Plasma Relation (oft zugunsten des Kernes)
- Hyperchromasie des Kernes und atypisches Chromatinmuster
- vermehrt Mitosen, pathologische Mitosen
- Kernpolymorphie und Kernabsprengungen
- deutliche Nukleolen von verschiedener Größe und Form
- Riesenzellen mit Kernpolymorphie

Der erste Schritt in der Tumordiagnostik ist das Erkennen der Tumorzellen anhand der Malignitätskriterien. Eine Artdiagnose und Differenzierung von Tumorzellen ist in der Routinezytologie oft nicht möglich. Dies bleibt Speziallabors vorbehalten.

Die Zellzahl kann sehr variabel sein und reicht von Normalwerten bis zu mehreren Tausend/µl. Sie hängt von der Art, Lokalisation und Ausbreitung des Tumors ab. Das Gesamteiweiß ist häufig erhöht. Werte über 5000 mg/l finden sich bei Liquorzirkulationsstörungen und bei Meningeosen. Meistens liegt eine Schrankenfunktionsstörung vor, manchmal zusätzlich eine intrathekale Immunglobulinsynthese. Niedrige Glukosewerte sind bei Meningeosen häufig anzutreffen.

Das Zytogramm kann neben den Tumorzellen eine verschieden stark ausgeprägte unspezifische meningeale Begleitreaktion zeigen. Häufig finden sich dabei Lymphozyten und Monozyten, gelegentlich Plasmazellen, bei Meningeosen auch Granulozyten und Monozyten. Erythro- und Siderophagen weisen auf eine Tumoreinblutung hin.

Primäre Hirntumoren

Zellabsiedelungen in den Liquorraum finden sich vor allem beim Medulloblastom, seltener beim höhergradigen Astrozytom, Ependymom, Pinealom und primären ZNS-Lymphom. Das Medulloblastom besteht aus kleinen Tumorzellen mit schmalem Zytoplasmasaum. Die Kerne sind annähernd rund und hyperchromatisch, oft mit einem deutlichen Nukleolus (Abb. 84, 85). Einzeln liegende Zellen können mit Lymphomzellen verwechselt werden. Primäre Lymphome des ZNS sind sehr selten, werden jedoch im zunehmenden Maße bei AIDS-Patienten gefunden (Abb. 86, 87). Zellen und Zellverbände von Plexuspapillomen und z.t. auch von Ependymomen sind morphologisch oft nicht von normalen abgeschilferten Plexus- und Ependymzellverbänden zu unterscheiden (Abb. 88 – im Vergleich dazu siehe auch Abb. 16, 17).

Metastasen (Abb. 89–93)

Unter den sekundären in das ZNS metastasierenden Tumoren findet man am häufigsten das Bronchuskarzinom (50%), gefolgt vom Mammakarzinom, Hypernephrom, Melanoblastom und anderen. Tumorzellen eines Melanoms können häufig bereits in der Standardfärbung am fein granulierten braunen oder schwarzen Pigment (Melanin) erkannt werden. Melanin findet sich aber auch in Makrophagen, die bei Melanompatienten aufgrund der häufigen Tumoreinblutungen auch Hämosiderin enthalten können. In der Standardfärbung ist eine Unterscheidung dieser Pigmente nicht möglich, dazu sind Spezialfärbungen nötig.

Tumorzellen von sekundären Tumoren liegen im Liquor häufig in Form von Verbänden vor.

Maligne Lymphome und Leukämien

Auch maligne Lymphome und Leukämien, vor allem lymphatische (Abb. 95–99) und in geringerem Ausmaß auch myeloische (Abb. 94) Leukämien, können zu Absiedelungen in die Meningen führen. Die Artdiagnose wird normalerweise aus dem peripheren Blut, dem Knochenmark oder dem Lymphknoten gestellt und ist zum Zeitpunkt der Diagnose einer meningealen Tumorabsiedelung meist schon bekannt.

Das Zellbild ist monomorph und besteht überwiegend aus Tumorzellen, die sich morphologisch nicht von den denen der Peripherie unterscheiden. Hochmaligne Lymphome und akute Leukämien sind morphologisch meist gut erkennbar. Die selten im Liquor anzutreffenden niedrig malignen Lymphome (Abb. 100, 101) können zytomorphologisch meist nicht von gutartigen Zellen unterschieden werden. Die differentialdiagnostische Abgrenzung zur lymphatischen Meningitis mit ihren aktivierten lymphatischen Zellen kann bei Leukämiepatienten manchmal Schwierigkeiten bereiten und immunzytochemische Untersuchungen erforderlich machen.

Eine Entscheidungshilfe für die Differenzierung der malignen Population bieten die bereits erwähnten zytochemischen Färbemethoden (z. B. PAS, POX, saure Phosphatase) (Abb. 99). Sie geben jedoch nur eine grobe Orientierung über die Art der Blastenpopulation und werden kaum mehr eingesetzt.

Eine genaue Zuordnung zu einer Zellinie erfolgt mit monoklonalen Antikörpern. Die automatisierte durchflußzytometrische Zelltypisierung ist eine schnelle und effiziente Methode, die in der Hämatologie bereits Routine ist [17]. Durchflußzytometrische Analysen sind für den Liquor allerdings nur beschränkt einsetzbar, da dieser in relativ geringer Menge zur Verfügung steht und teilweise eine niedrige Zellzahl aufweist. Durch Methoden der Immunfluoreszenz oder Immunzytochemie auf Objektträgerpräparationen kann auch bei geringer Zellzahl eine Differenzierung durchgeführt werden [18].

Reizpleozytose und Fremdkörperreaktion

Eine Reizpleozytose findet sich z. B. bei vorangegangener Punktion (bis ca. 2 Wochen), nach intrathekaler Applikation von wasserlöslichem Kontrastmittel oder von Medikamenten. Die Zellzahl ist in der Frühphase mäßiggradig erhöht und durch ein Überwiegen der neutrophilen Granulozyten gekennzeichnet.Vereinzelt findet man auch eosinophile Granulozyten, weiters Lymphozyten und Monozyten, die teilweise aktiviert sind. Später zeigt sich bei Rückgang der Zellzahl wieder ein lympho-monozytäres Zellbild.

Auch eine Blutung in den Liquorraum führt zur Reizpleozytose (bezüglich des Sedimentbefundes wird auf das entsprechende Kapitel verwiesen).

Eine besondere Form der Reizpleozytose ist die Fremdkörperreaktion (Fremdkörpermeningitis). Sie tritt vor allem dann auf, wenn körperfremdes, nicht abbaubares Material in den Liquorraum gelangt, z. B. Nahtmaterial, Shunts, Drains, aber auch Inhalt von Epidermoidzysten und Kraniopharyngeomen. Das Zellbild ist wesentlich bunter als bei der reinen Reizpleozytose und durch das häufige Auftreten von Makrophagen gekennzeichnet. Diese enthalten teilweise Fremdmaterial und treten manchmal als Riesenzellen auf.

Liquor aus Drains

Bei der Befundung von Liquor aus liegenden Drains (vor allem nach Ventrikelblutungen und Subarachnoidalblutungen) ist unserer Erfahrung nach die Interpretation des Sedimentbefundes oft problematisch und nur im Zusammenhang mit klinischen Angaben möglich.

Die tägliche Liquorabnahme aus Drains dient in erster Linie dazu, bakterielle Infektionen rasch zu erkennen. Da es sich fast durchwegs um antibiotisch anbehandelte Patienten handelt, ist der Keimnachweis erschwert. Weiters kann es durch das Manipulieren am Drain zu lokalen Nachblutungen in den Liquorraum kommen, was wiederum einen Anstieg der Zellzahl zur Folge hat. Ein Nebeneinander von Erythro- und Siderophagen, sowie Hämatoidinkristallen ist keine Seltenheit (Abb. 46).

Bei unerklärlichen Zellzahlschwankungen bzw. nur extrazellulär liegenden Keimen (Verdacht auf Kontamination) sollte zur Befundsicherung eine neue Liquorprobe angefordert werden. Routinemäßig müssen bei Liquorproben aus Drains immer Kulturen angelegt werden.

Von besonderer Wichtigkeit sind standardisierte Abnahmebedingungen (nach unseren Erfahrungen sollten die ersten 0,5 ml Liquor verworfen werden) und eine rasche Verarbeitung des Liquors.

Liquorrhoe

Der Austritt von Liquor aus der Nase oder dem Ohr kann vor allem nach einem Schädeltrauma oder postoperativ erfolgen, aber auch bei kongenitalen Anomalien beobachtet werden.

Für Untersuchungen zur Differenzierung von Liquor und Nasensekret läßt man die Flüssigkeit frei, ohne Absaugen, in ein Glasröhrchen tropfen.

Nasensekret und Liquor unterscheiden sich in der Konzentration einzelner Routineparameter so eklatant (Tabelle 1), daß aufwendigere Untersuchungen, wie der Nachweis von ß-Transferrin, nicht notwendig erscheinen.

Das zytologische Bild gibt keinen klaren Hinweis, ob es sich um Liquor oder Nasensekret handelt, da der Liquor auf seinem Weg Material aus dem Nasenraum mitnimmt und einzelne Lymphozyten und Monozyten, wie sie im normalen Liquor vorkommen, überlagert werden.

Folgende zelluläre Elemente können aus dem Nasenraum stammen:
- Epithelzellen der Schleimhaut (Abb. 102)
- Entzündungszellen (vor allem neutrophile Granulozyten) (Abb. 102)
- Eosinophile Granulozyten bei allergischer Rhinitis
- Bakterien (oft bakterielle Mischflora) (Abb. 103)

Tabelle 1. Konzentrationen einiger Inhaltsstoffe von Liquor und Nasensekret [19]

Analyt	Dimension	Liquor	Nasensekret
Glucose	mg/dl	40,0–60,0*	–10,0
Gesamteiweiß	g/l	0,15–0,45	3,0–40,0
Kalium	mmol/l	2,6–3,6*	–17,0

* Diese Werte sind stark von den Serum-Konzentrationen des betreffenden Patienten abhängig!

Liquor des Neugeborenen

Bei Neugeborenen ist eine Zellzahl bis 10/µl und eine höhere Rate an Monozyten (Abb. 105) physiologisch.

In sehr vielen Fällen (in der Literatur bis 50 % angegeben) wird bei Neugeborenen ein hämorrhagischer Liquor gefunden, der nicht nur mit relevanten ZNS-Blutungen in Zusammenhang gebracht werden kann. Ein hämorrhagischer Liquor wird vor allem mit Frühgeburten, niedrigem Geburtsgewicht, respiratorischen Problemen und Gerinnungsstörungen korreliert. Andere Autoren stellen einen hämorrhagischen Liquor hauptsächlich mit punktionsbedingter Blutbeimengung in Zusammenhang, dagegen sprechen jedoch die immer wieder beim Neugeborenen zu findenden Erythro- und auch Siderophagen (Abb. 104).

Weiters wird diskutiert, ob eine mechanisch induzierte Verletzung im Rahmen des Geburtsvorganges, die mit geringfügiger Blutung einhergeht, als physiologisch angesehen werden kann [20–22].

Abb. 38. Subarachnoidalblutung: massenhaft Erythrozyten und ein Erythrophage

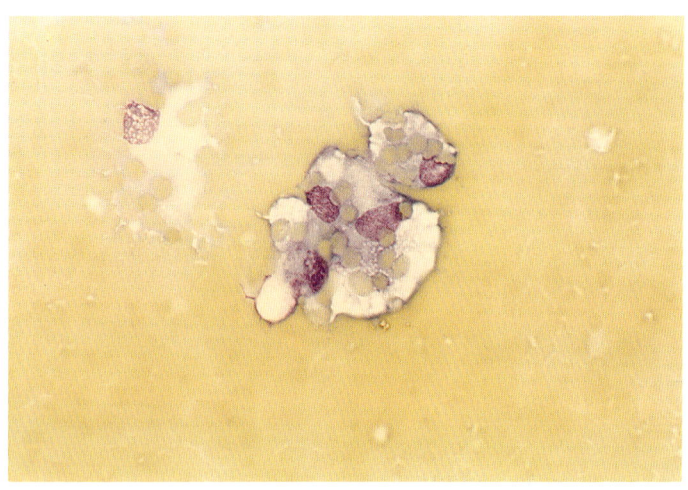

Abb. 39. Subarachnoidalblutung: massenhaft Erythrozyten und mehrere Erythro-
phagen

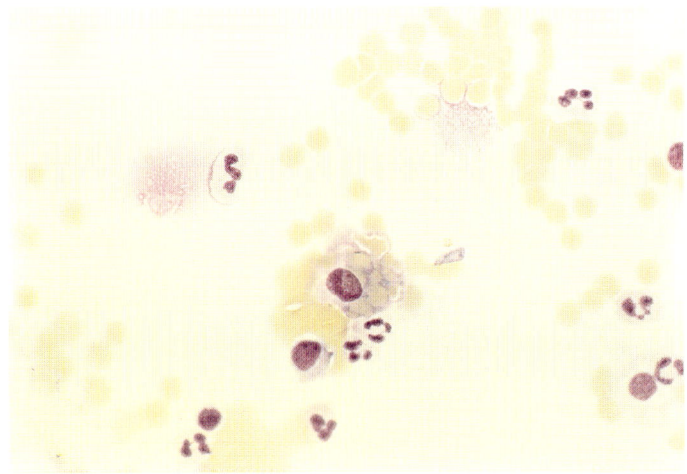

Abb. 40. Subarachnoidalblutung: beginnende Reizpleozytose, im Zentrum ein Erythrophage

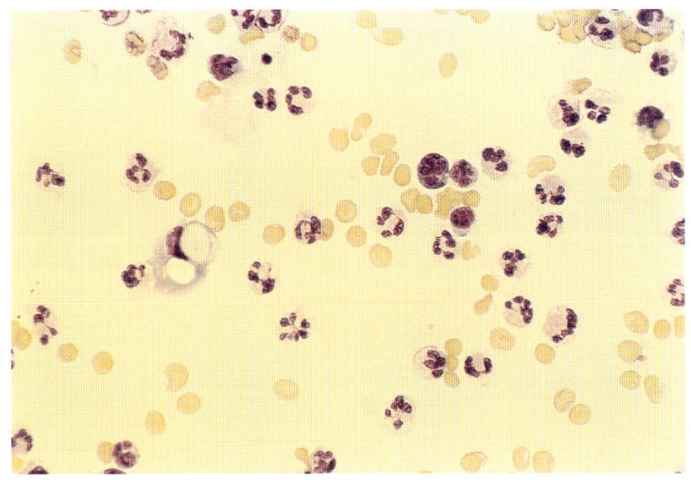

Abb. 41. Subarachnoidalblutung: Reizpleozytose; eine monozytäre Zelle (links) mit 2 Zytoplasmavakuolen in der Größe von Erythrozyten

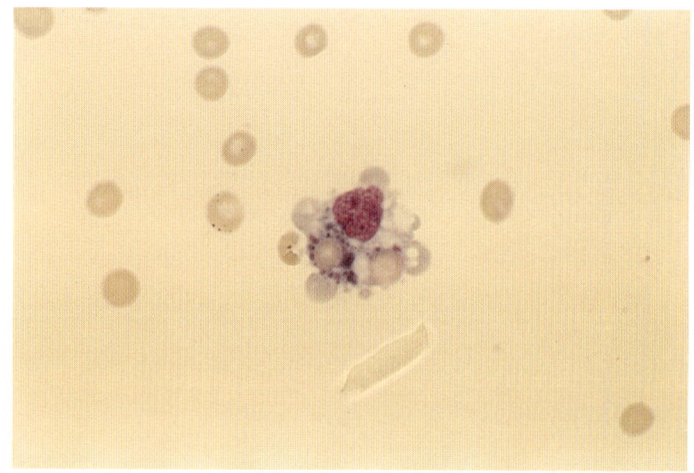

Abb. 42. Subarachnoidalblutung: Erythrosiderophage

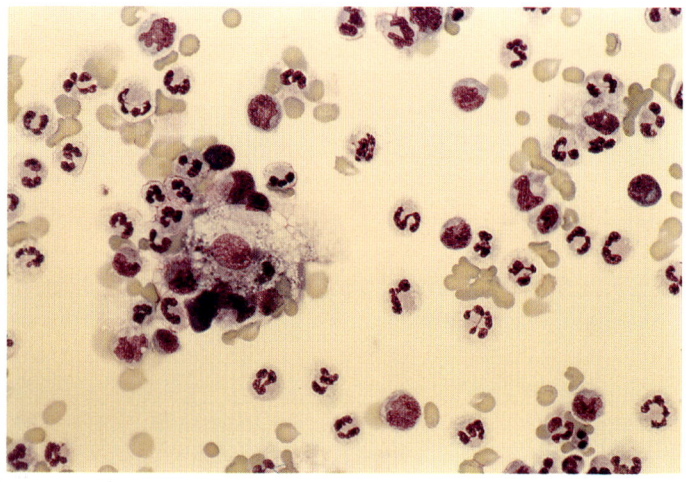

Abb. 43. Subarachnoidalblutung: deutliche Reizpleozytose, Siderophage

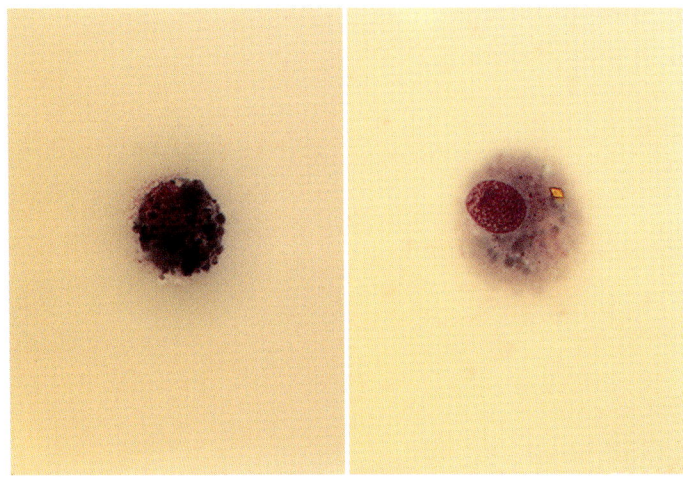

Abb. 44. Subarachnoidalblutung: links: dicht beladener Siderophage, rechts: Siderophage mit intrazellulärem Hämatoidinkristall

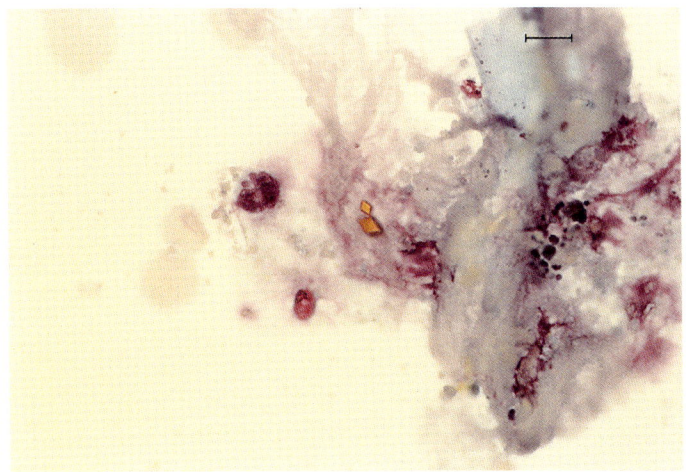

Abb. 45. Subarachnoidalblutung: extrazellulär liegende Hämatoidinkristalle mit dedritischem Zellhintergrund

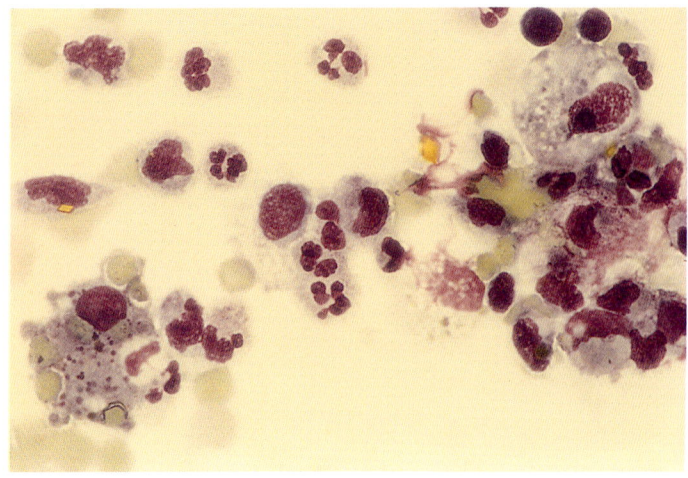

Abb. 46. Subarachnoidalblutung: Liquor aus Ventrikeldrain mit Erythrophagen, Siderophagen und Hämatoidinkristallen

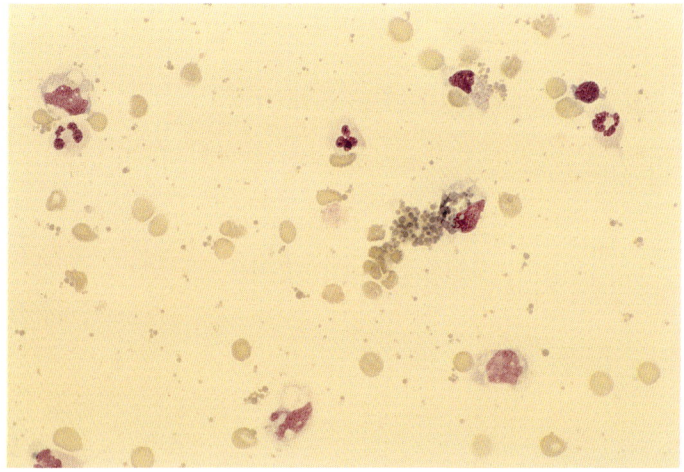

Abb. 47. Subarachnoidalblutung: zahlreiche kleine Erythrozytenfragmente neben normalen Erythrozyten (CAVE: darf nicht mit Bakterien verwechselt werden!)

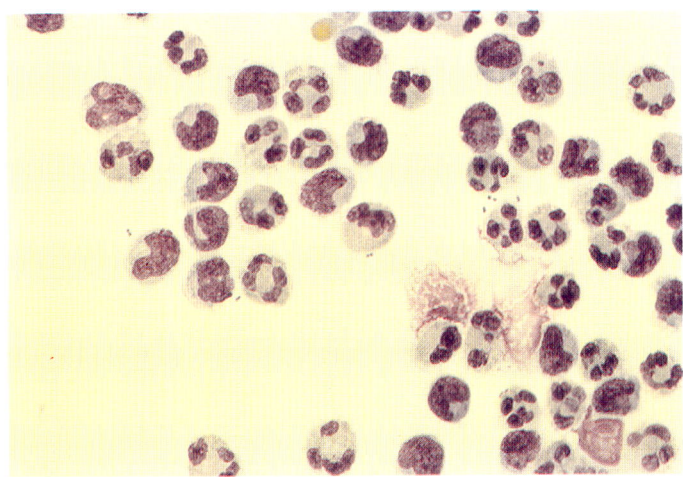

Abb. 48. Pneumokokken-Meningitis

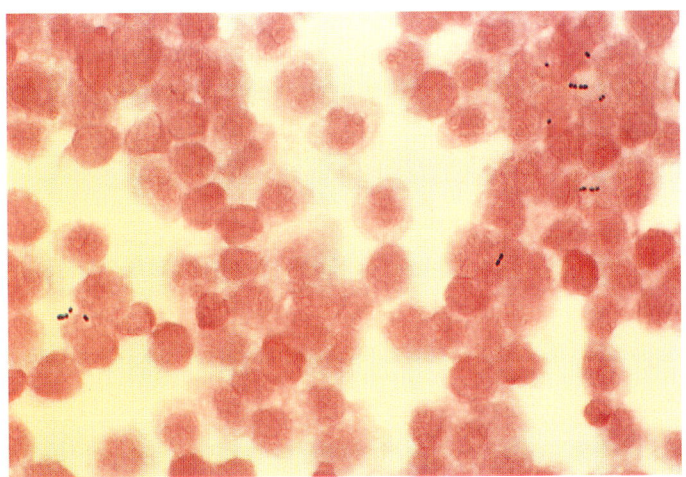

Abb. 49. Gramfärbung: Pneumokokken-Meningitis (Patient von Abb. 48)

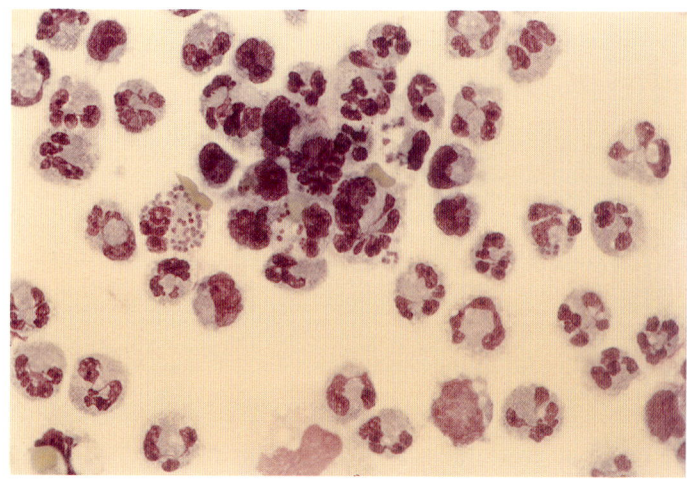

Abb. 50. Staphylokokken-Meningitis

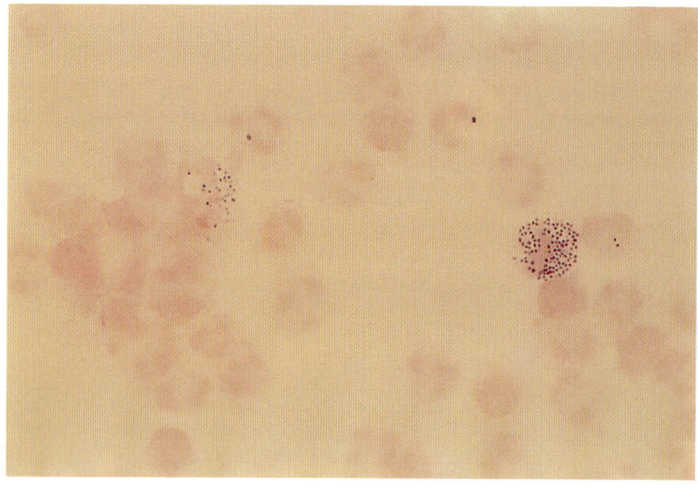

Abb. 51. Gramfärbung: Staphylokokken-Meningitis (Patient von Abb. 50)

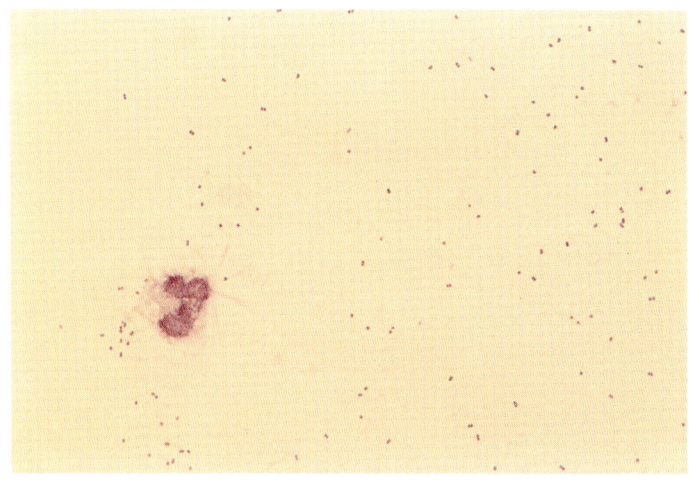

Abb. 52. Meningokokken-Meningitis: fulminanter Verlauf mit zellarmem Liquor und massiver Bakterienaussaat

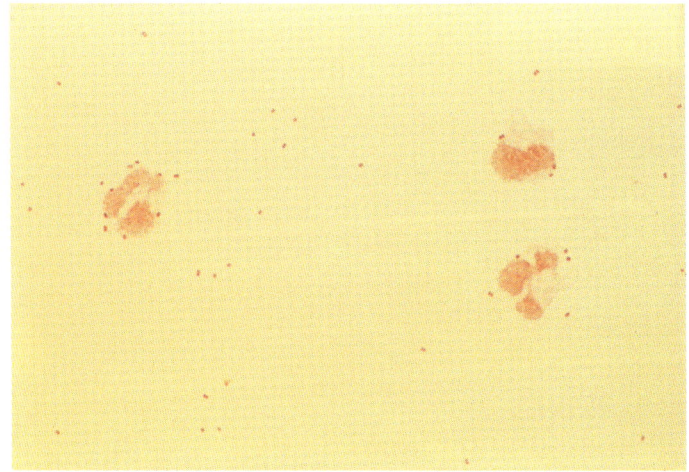

Abb. 53. Gramfärbung: Meningokokken-Meningitis (Patient von Abb. 52)

80

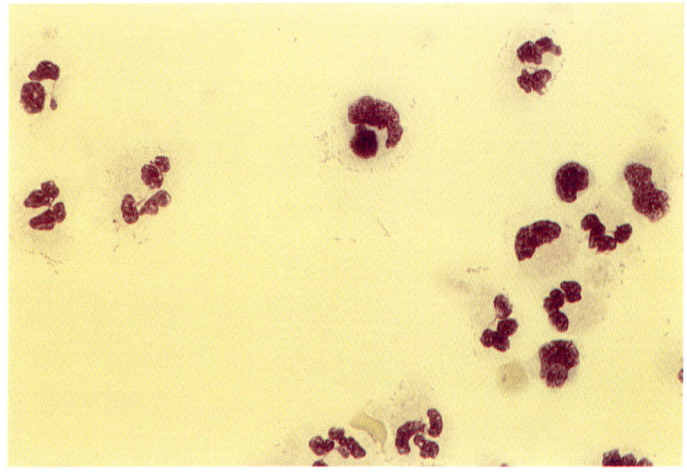

Abb. 54. Haemophilus infl.-Meningitis

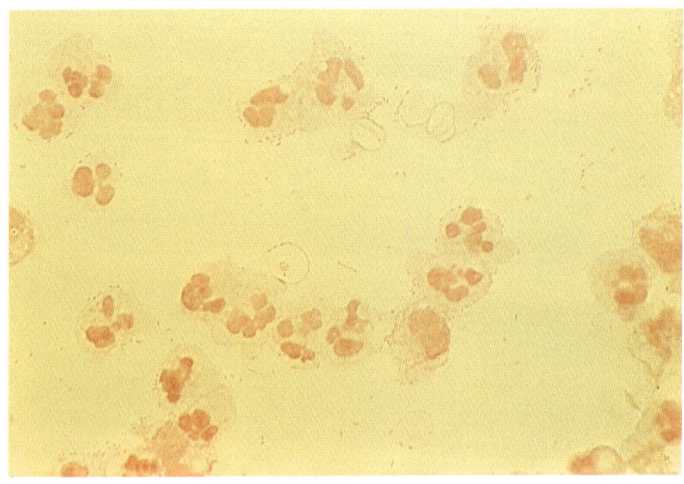

Abb. 55. Gramfärbung: Hämophilus infl.-Meningitis (Patient von Abb. 54)

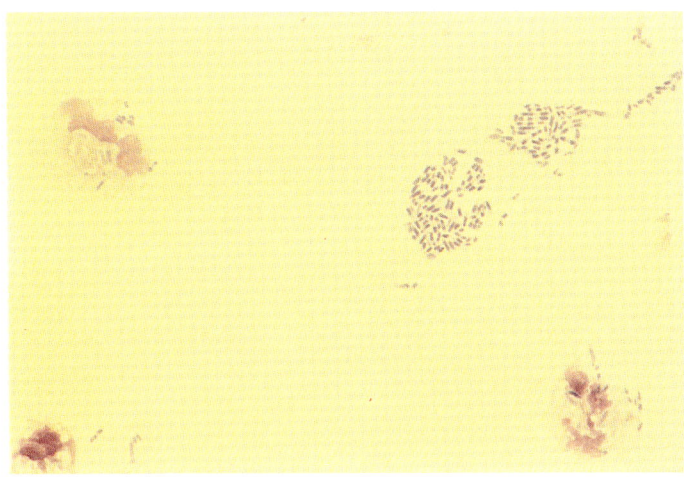

Abb. 56. E. coli-Meningitis: zellarmer Liquor mit geringer Pleozytose (abwehrge-schwächter Patient)

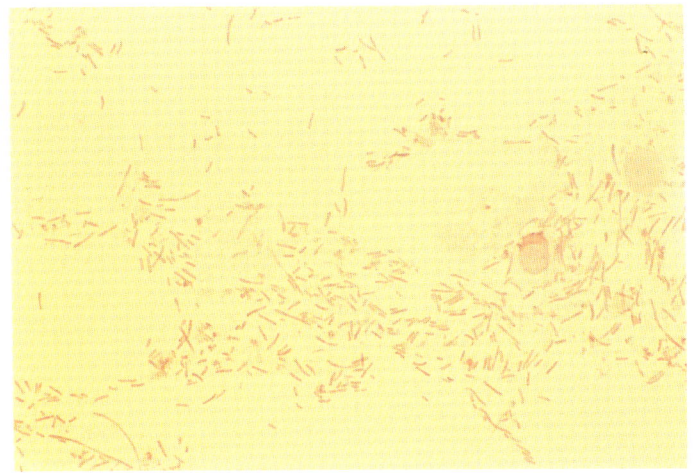

Abb. 57. Gramfärbung: E. coli-Meningitis (Patient von Abb. 56)

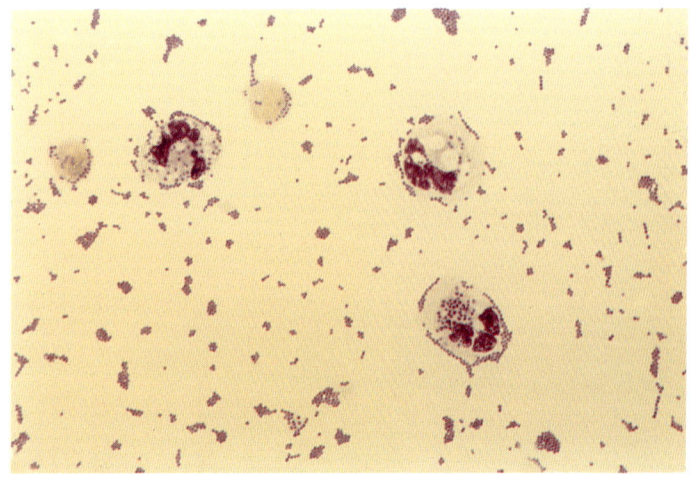

Abb. 58. Staphylokokken-Meningitis: einjähriges Kind mit Shuntinfektion, mäßig erhöhte Zellzahl, massenhaft Kokken

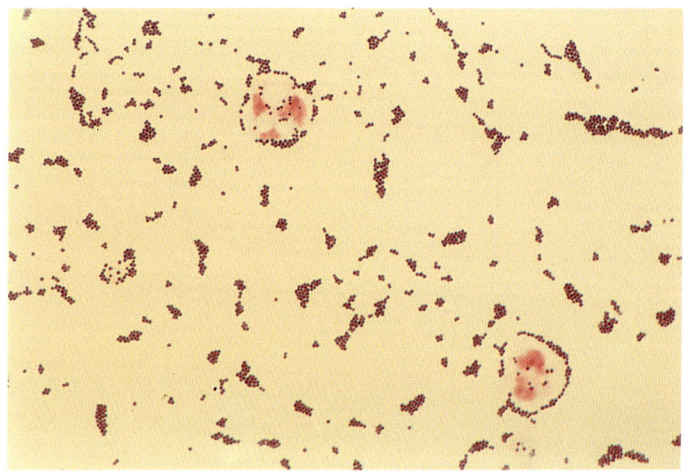

Abb. 59. Gramfärbung: Staphylokokken-Meningitis (Patient von Abb. 58)

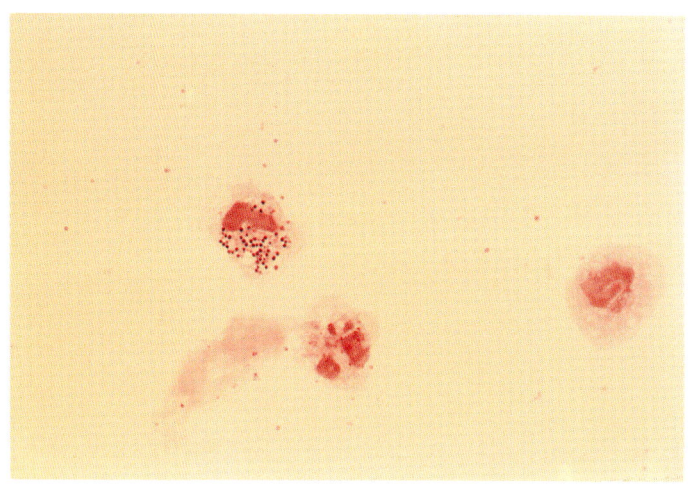

Abb. 60. Patient von Abb. 58: drei Tage nach Therapiebeginn. Gramfärbung: geändertes Gramverhalten der Keime, erscheinen zum Teil gramnegativ

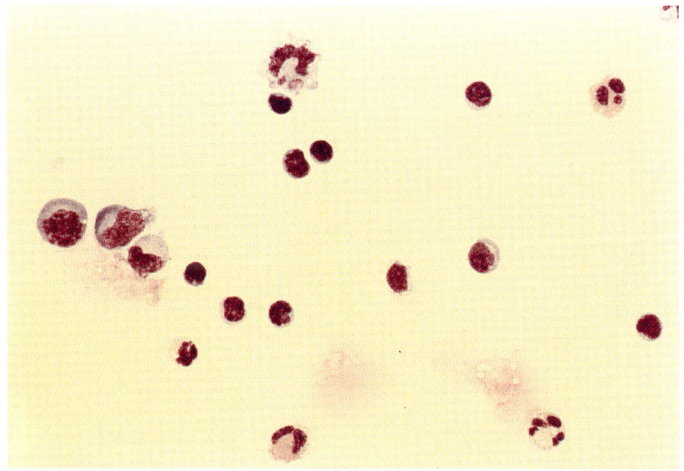

Abb. 61. Patient von Abb. 58: acht Tage nach Therapiebeginn. Proliferationsphase mit aktivierten Lymphozyten, Monozyten und einzelnen Granulozyten

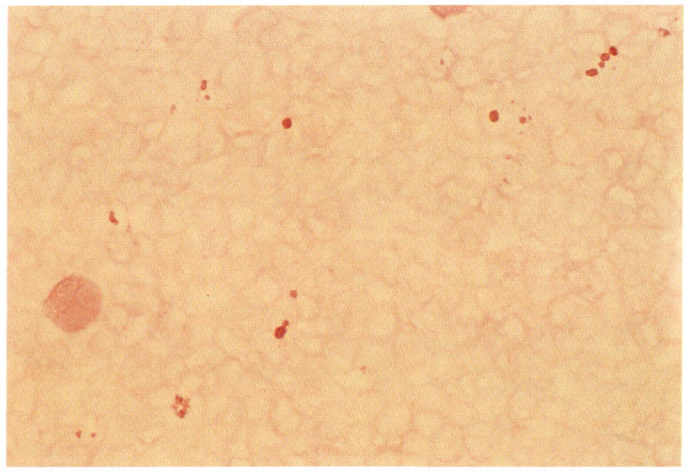

Abb. 62. Gramfärbung: frische Blutung mit kleinen, unregelmäßig geformten Partikeln (CAVE: darf nicht mit Bakterien verwechselt werden – Färbeartefarkt!)

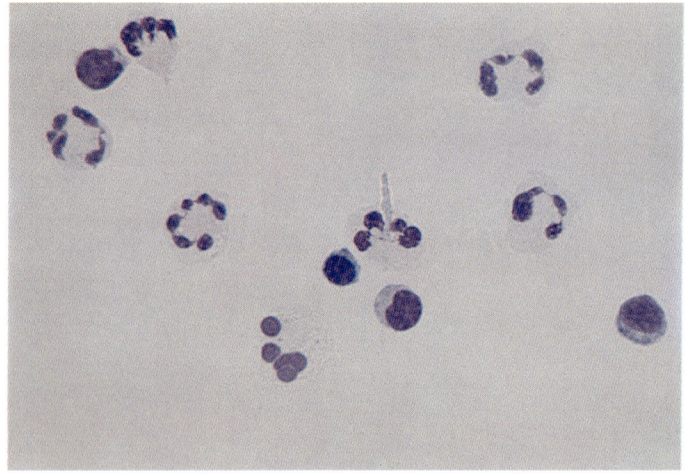

Abb. 63. Extraduraler spinaler Abszeß: gemischtes Zellbild

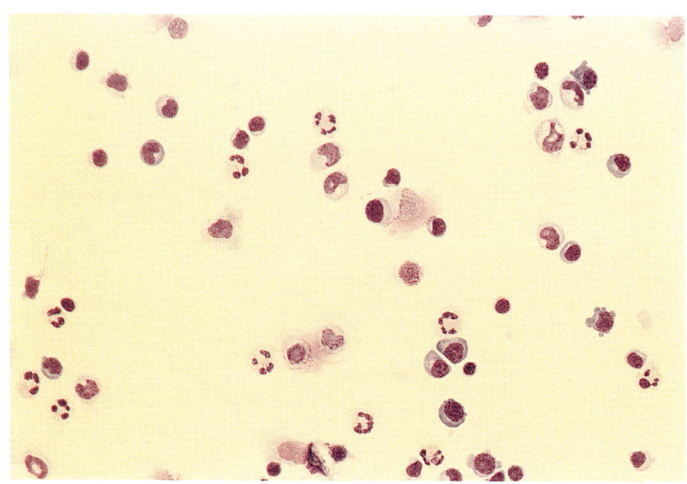

Abb. 64. Tuberkulöse Meningitis: gemischtes Zellbild

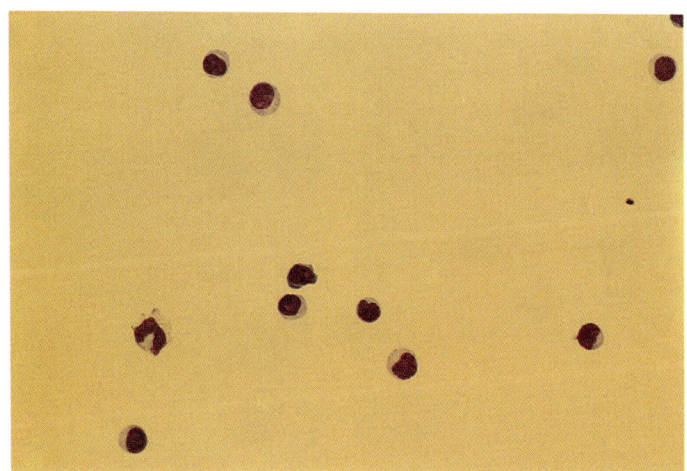

Abb. 65. Neurosyphilis: Frühstadium mit lymphozytärer Pleozytose

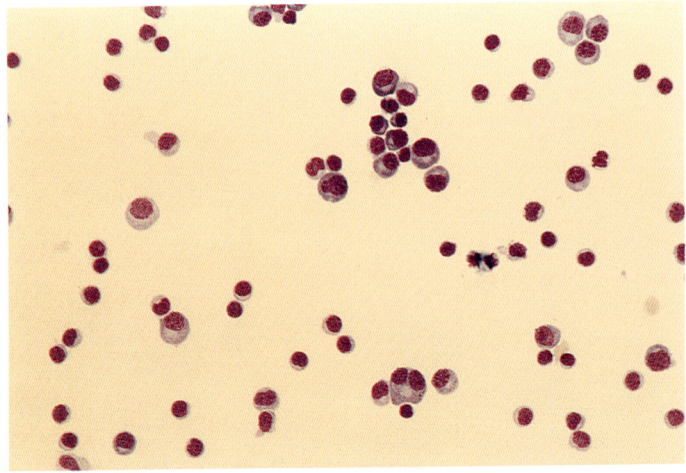

Abb. 66. Neuroborreliose (Bannwart-Syndrom): lymphatisches Zellbild mit deutlichen Aktivierungszeichen und Plasmazellen

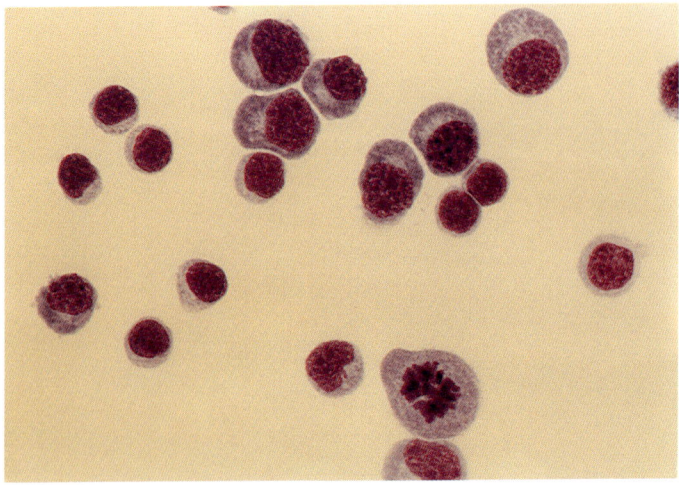

Abb. 67. Neuroborreliose (Bannwart-Syndrom): deutlich aktiviertes Zellbild mit einer Mitose (Patient von Abb. 66)

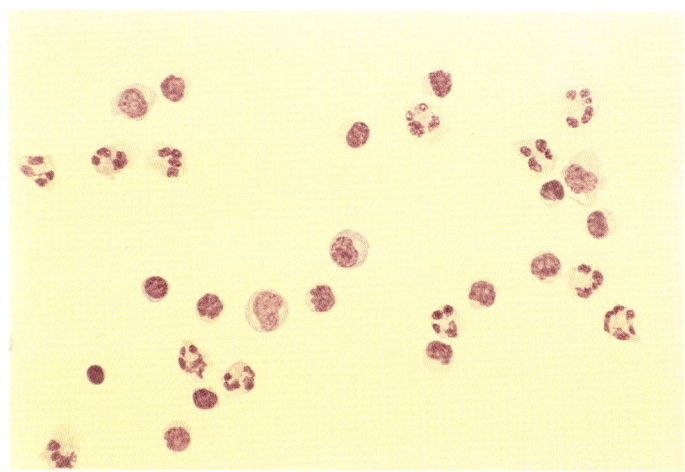

Abb. 68. Neuroborreliose: chron. Meningitis – gemischtes Zellbild

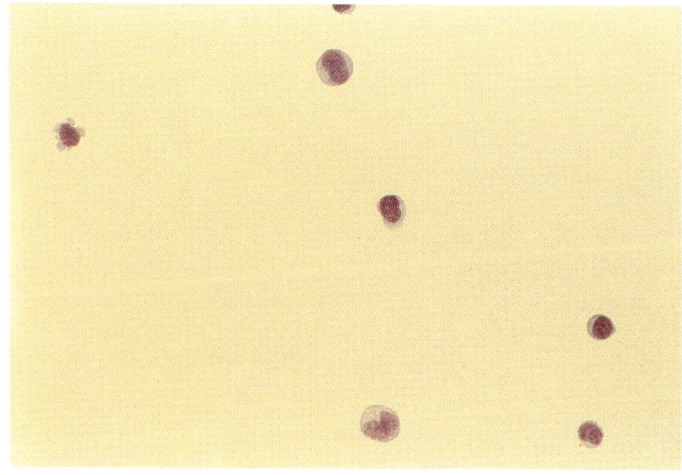

Abb. 69. Neuroborreliose: sechs Monate nach Therapie, Normalisierung des Zellbildes (Patient von Abb. 68)

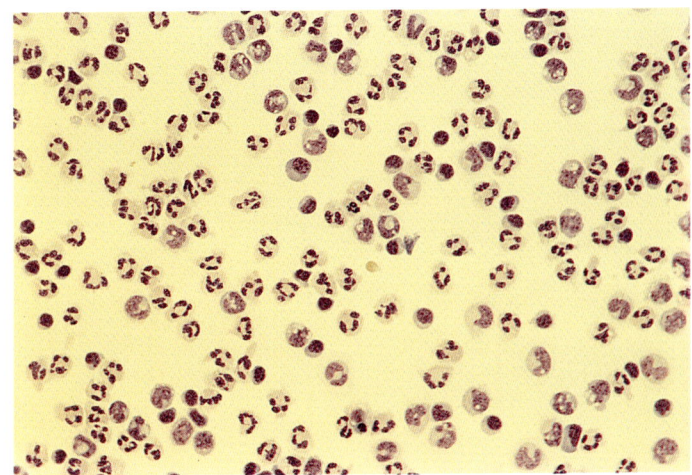

Abb. 70. Virale Meningitis: Frühphase mit exsudativer Zellreaktion

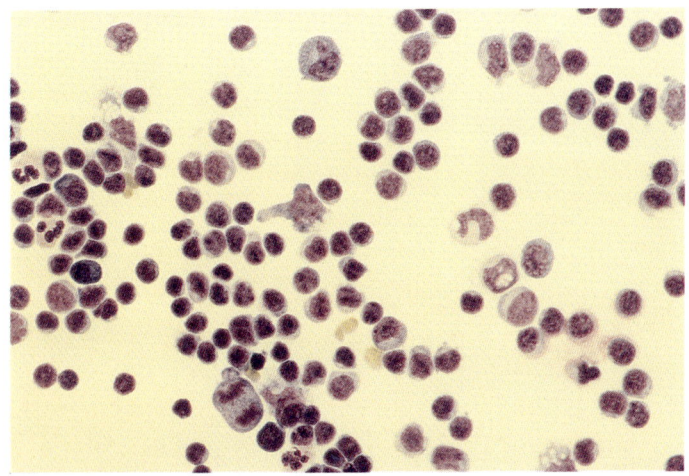

Abb. 71. Virale Meningitis: deutlich aktiviertes lymphozytäres Zellbild, am unteren Rand eine Mitose

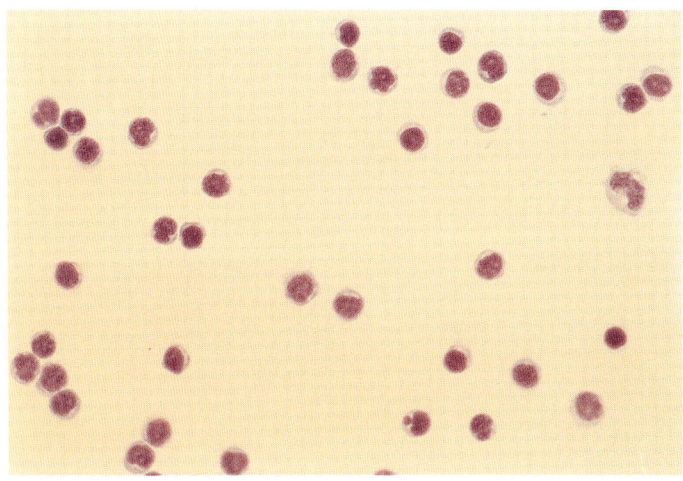

Abb. 72. Virale Meningitis: ruhiges, monomorphes lymphozytäres Zellbild

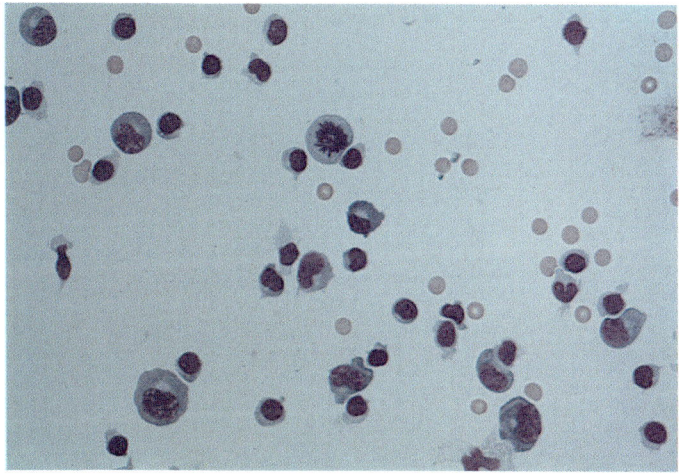

Abb. 73. Herpes simplex-Enzephalitis: deutlich aktiviertes Zellbild mit Erythro-
zyten-Beimengung

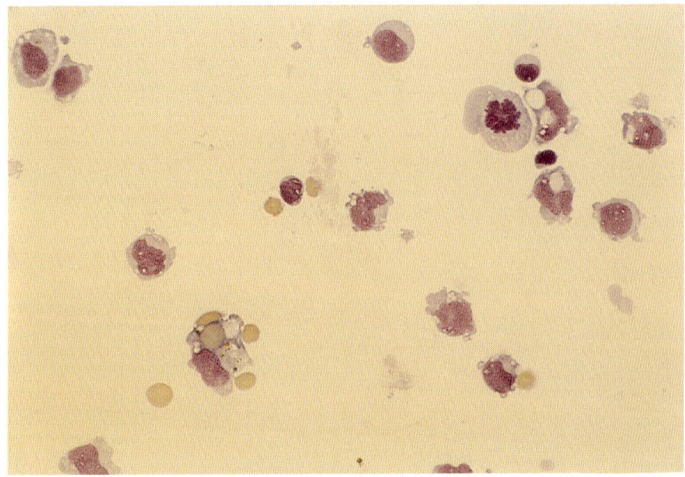

Abb. 74. Akute CMV-Enzephalitis bei einem Neugeborenen: aktiviertes lympho-
monozytäres Zellbild, eine Mitose, ein Erythrophage

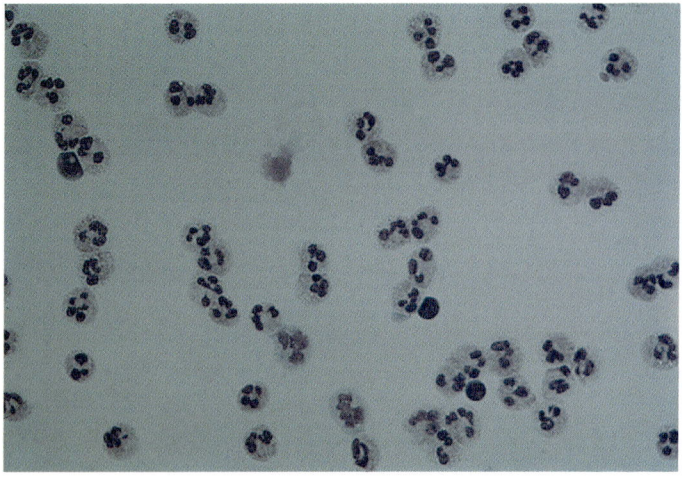

Abb. 75. FSME: dritter neurologischer Krankheitstag, überwiegend granulozytäre
Pleozytose

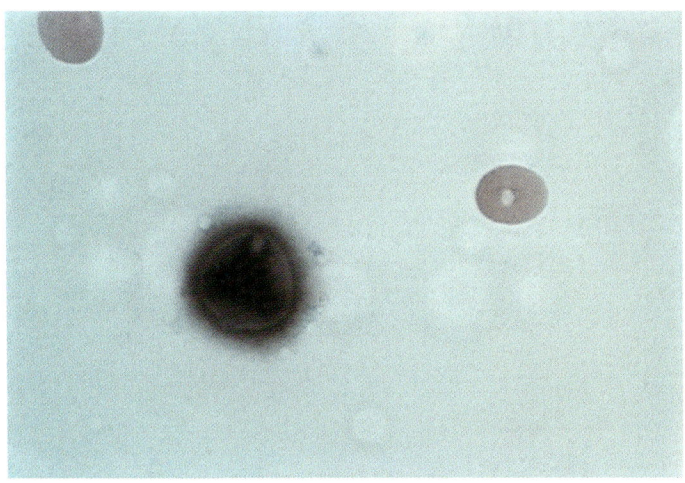

Abb. 76. Kryptokokkenmeningitis: Kryptokokkus neben zwei Erythrozyten

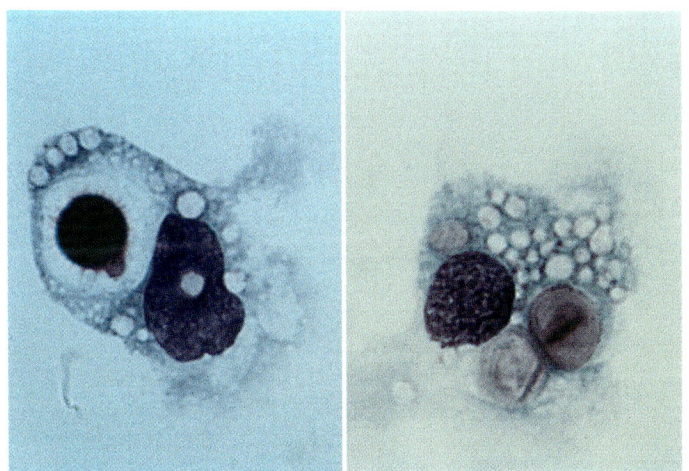

Abb. 77. Kryptokokkenphagozytose in verschiedenen Stadien

92

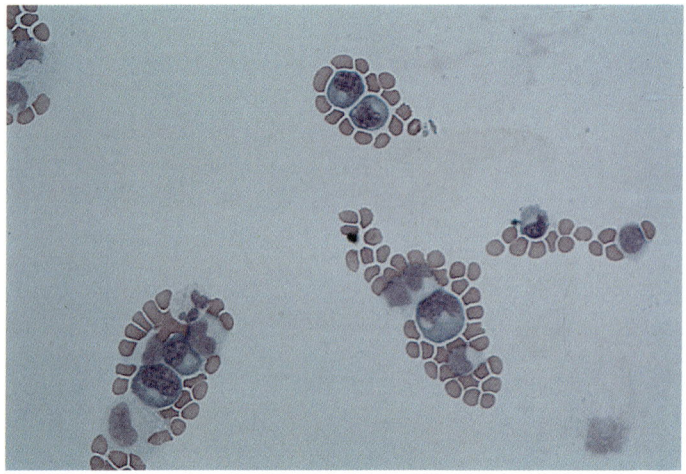

Abb. 78. AIDS: zerebraler Toxoplasmoseabszeß mit überwiegend Plasmazellen (artifizielle Blutbeimengung)

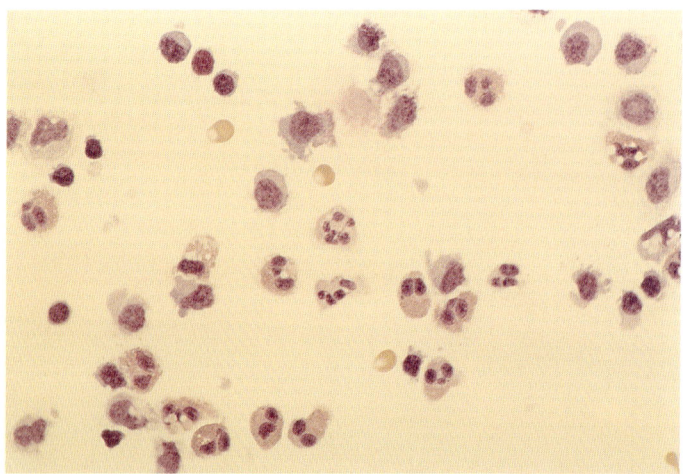

Abb. 79. Zystizerkose mit zahlreichen eosinophilen Granulozyten (erkennbar an der typischen „Brillenform" der Kerne)

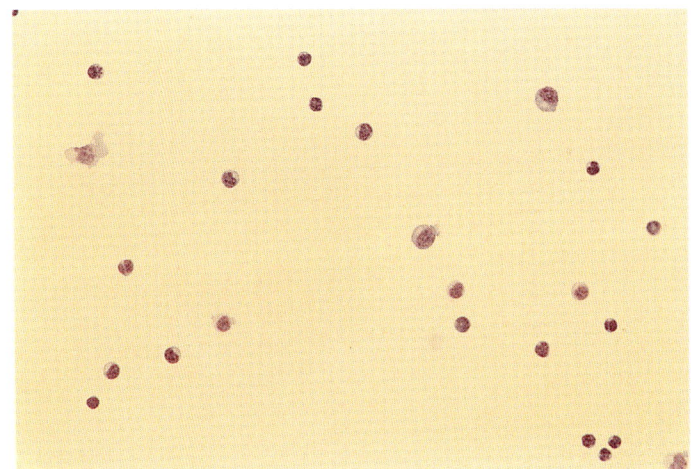

Abb. 80. Multiple Sklerose: mäßig aktiviertes lymphozytäres Zellbild

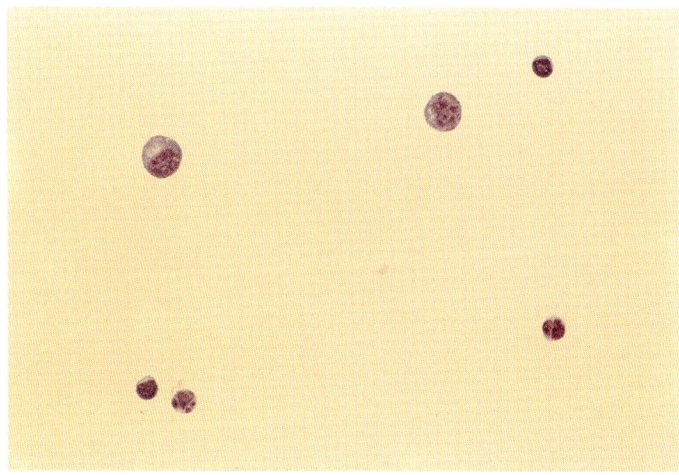

Abb. 81. Multiple Sklerose: mäßig aktiviertes lymphozytäres Zellbild mit einer Plasmazelle

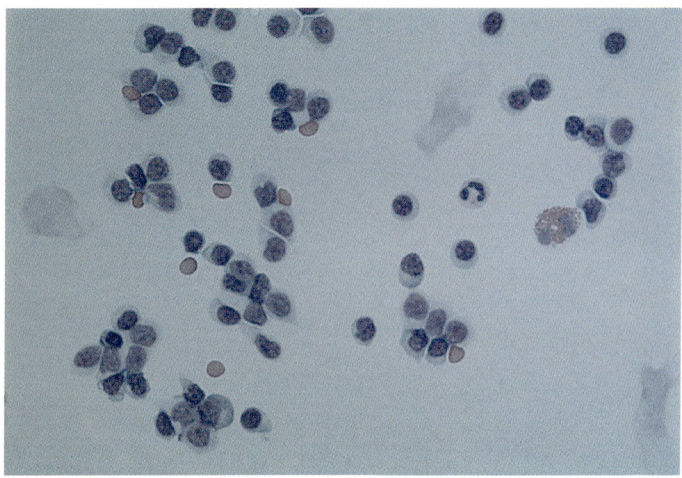

Abb. 82. Sarkoidose – Meningoenzephalitis: aktiviertes lymphozytäres Zellbild,
einzelne Plasmazellen

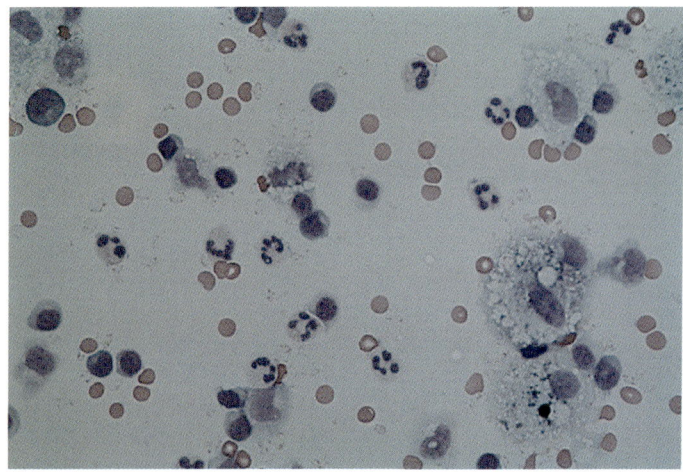

Abb. 83. Hypersensitivitäts-Vaskulitis des ZNS mit sekundärer Einblutung:
gemischtes Zellbild, Erythrozyten, Siderophagen

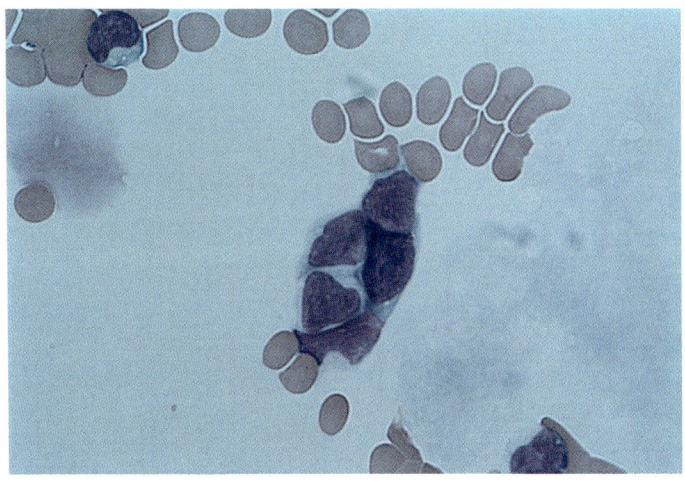

Abb. 84. Medulloblastom: kleiner Tumorzellverband

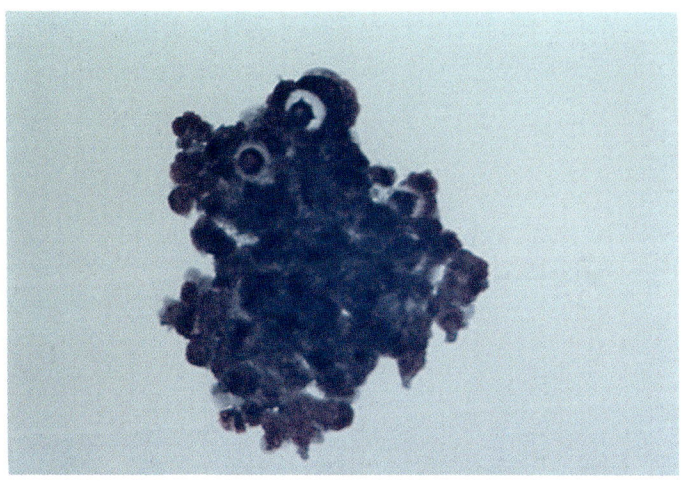

Abb. 85. Medulloblastom: Großer Tumorzellverband mit zum Teil detritisch ver-
änderten Tumorzellen

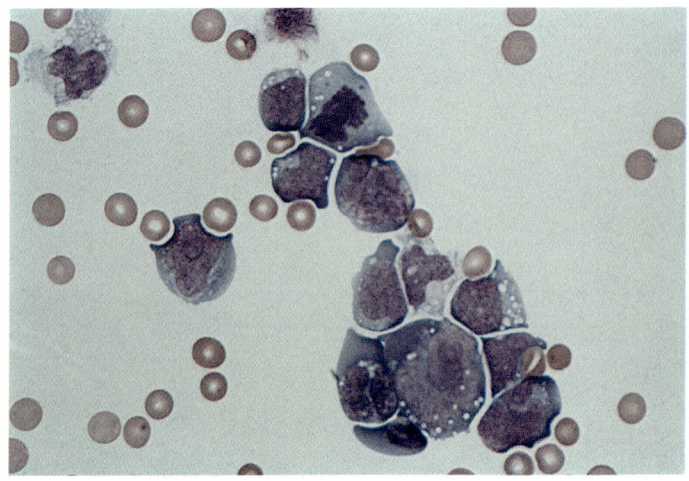

Abb. 86. Primäres ZNS-Lymphom: Lymphomzellen mit unreifem Kernchromatin und deutlichen Nukleolen

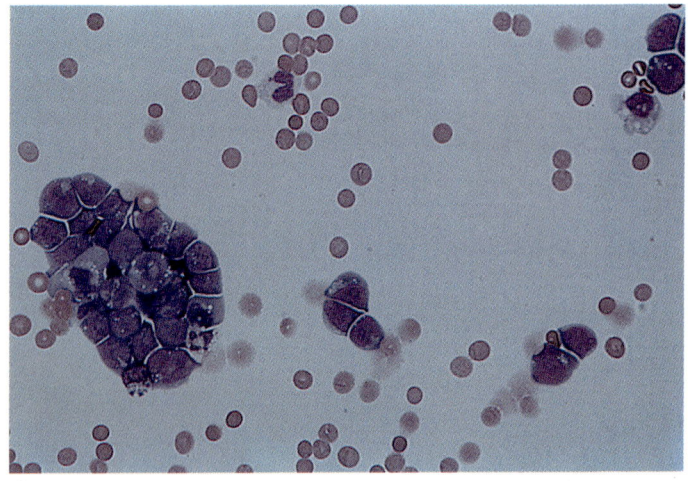

Abb. 87. Primäres ZNS-Lymphom (Patient von Abb. 86)

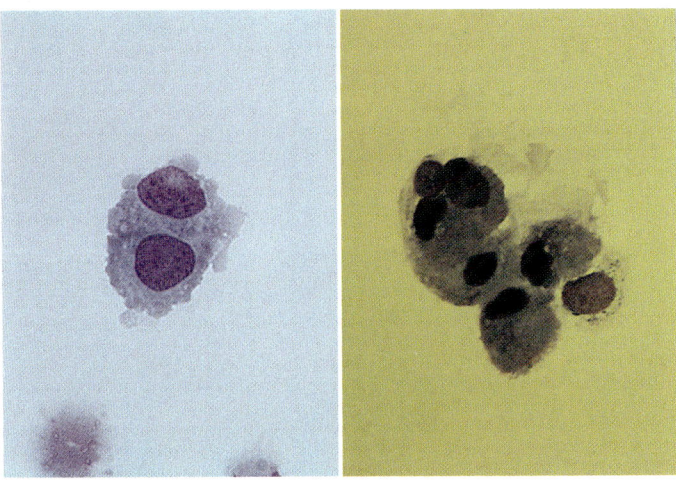

Abb. 88. Ependymom: links und rechts Tumorzellen eines Ependymoms mit exzentrisch liegenden Kernen und breitem Zytoplasma

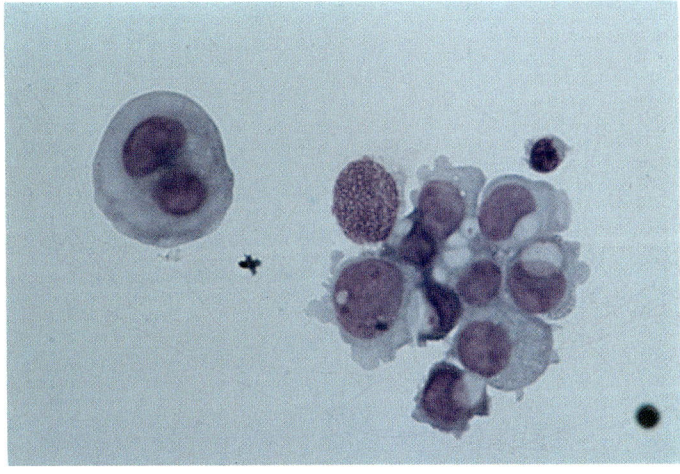

Abb. 89. Metastase eines Mammacarcinoms: Tumorzellverband und eine zweikernige Tumorzelle

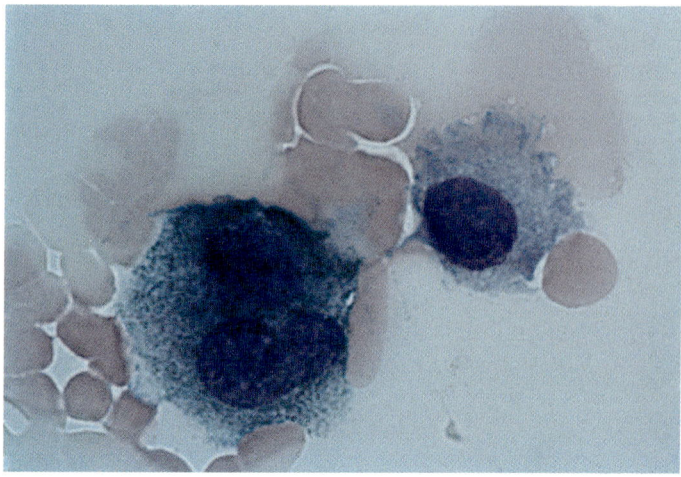

Abb. 90. Metastase eines Melanoblastoms: ein- und mehrkernige Tumorzelle mit feinkörnigen Melanineinlagerungen

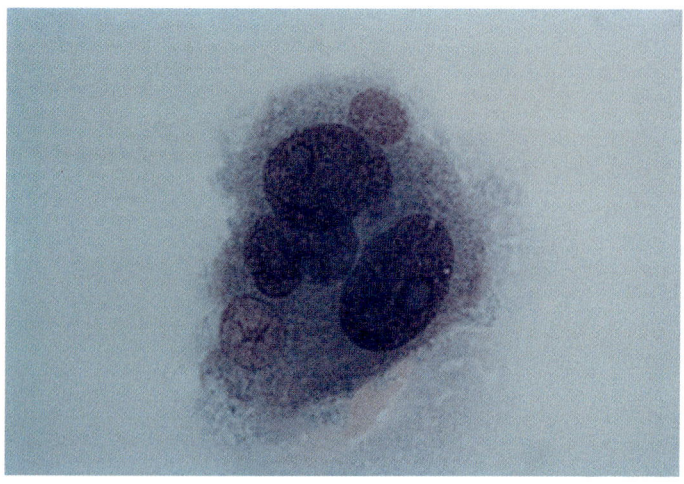

Abb. 91. Metastase eines Melanoblastoms: mehrkernige Tumorzelle mit Kernpolymorphie und deutlichen Nukleolen

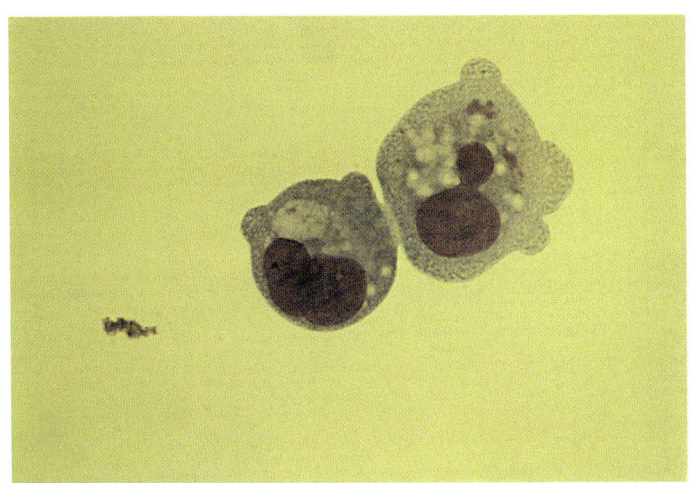

Abb. 92. Metastase eines Ovarialcarcinoms

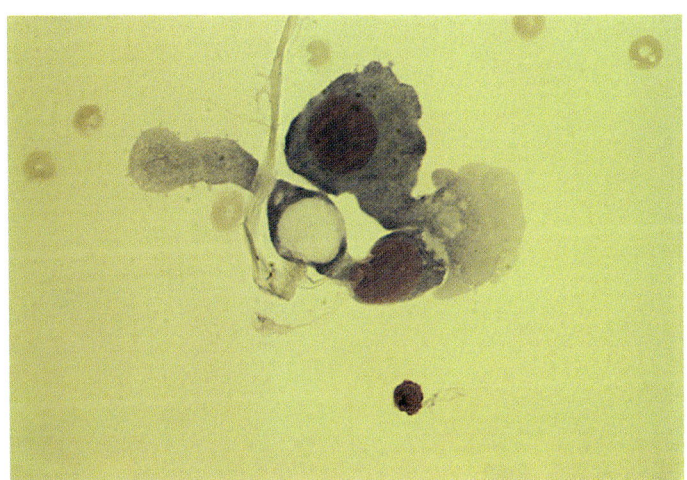

Abb. 93. Metastase eines Ovarialcarcinoms

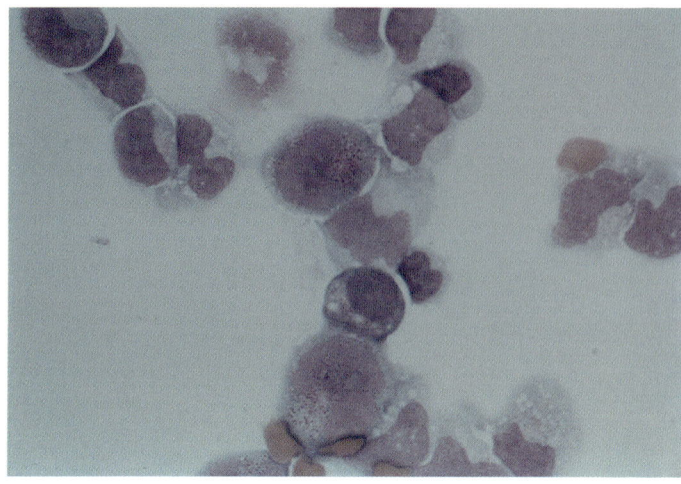

Abb. 94. Akute myeloische Leukämie: im mittleren Bildteil Myeloblasten mit feiner Chromatinstruktur und Granula im Zytoplasma

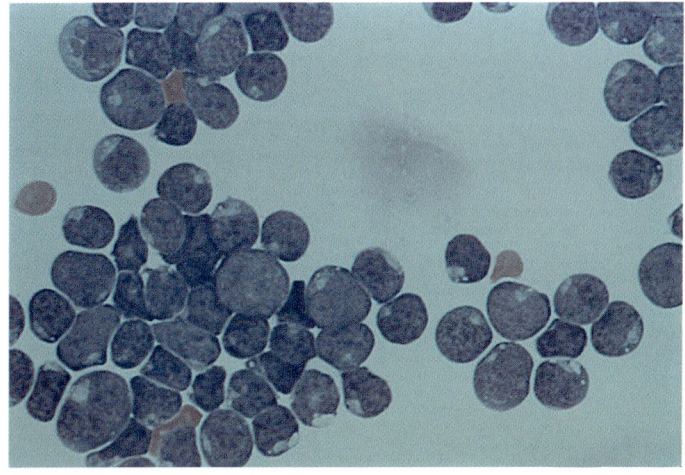

Abb. 95. Akute lymphatische Leukämie (B-Zell-Typ): reichlich Lymphoblasten mit schmalem Zytoplasmasaum

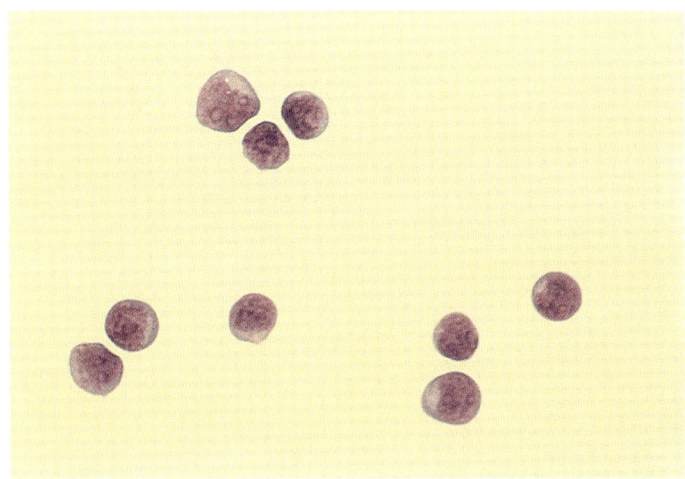

Abb. 96. Akute lymphatische Leukämie (T-Zell-Typ): Lymphoblasten im Liquor-sediment

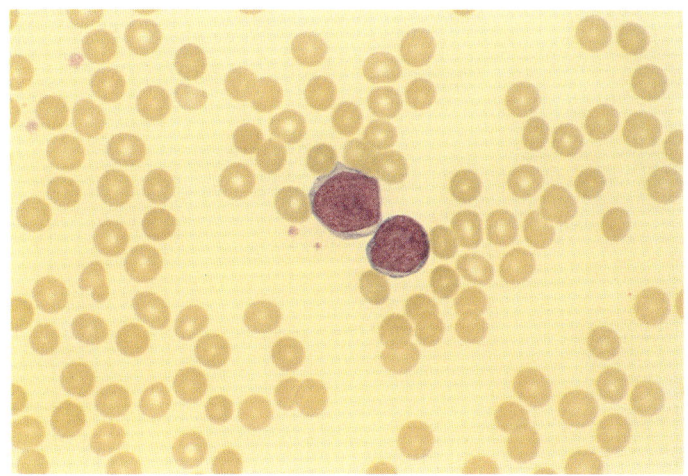

Abb. 97. Akute lymphatische Leukämie (Patient von Abb. 96): Lymphoblasten im peripheren Blut

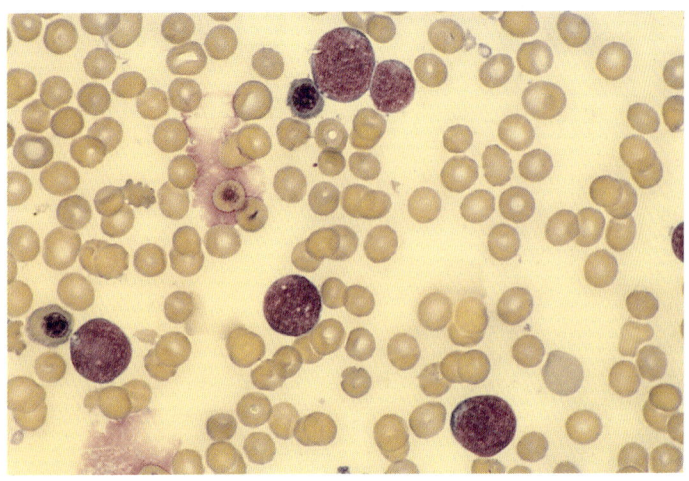

Abb. 98. Akute lymphatische Leukämie (Patient von Abb. 96): Knochenmarkausstrich mit Lymphoblasten und zwei Normoblasten

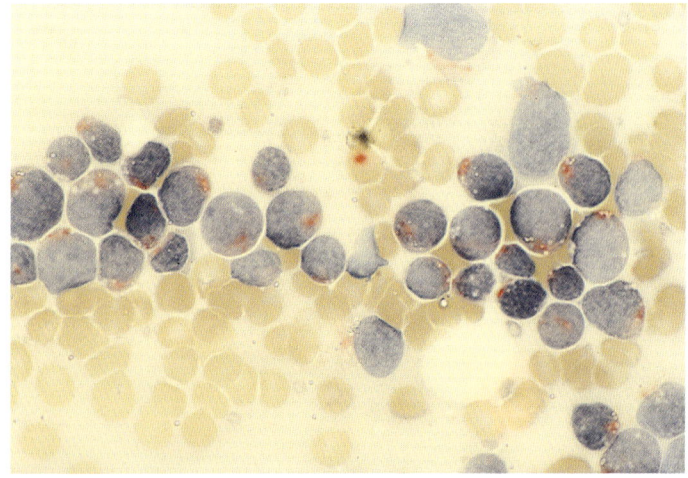

Abb. 99. Akute lymphatische Leukämie (Patient von Abb. 96): Knochenmarkausstrich: Saure Phosphatase-Färbung positiv, erkennbar an den roten, groben Granula, die typisch sind für das T-Zell-Lymphom

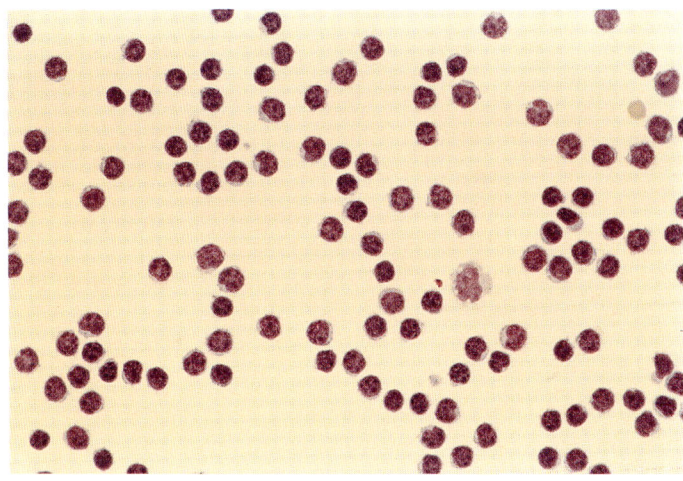

Abb. 100. Chronisch lymphatische Leukämie: im Liquor reichlich monomorphe reife Lymphozyten (Durchflußzytometrische Lymphozytentypisierung zeigt das typische Differenzierungsmuster einer CLL)

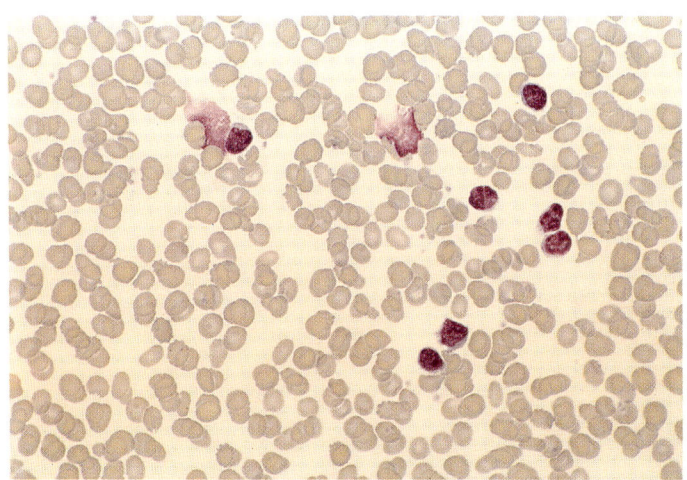

Abb. 101. Chronisch lymphatische Leukämie (Patient von Abb. 100): Peripherer Blutausstrich mit reifen Lymphozyten und Gumprecht'schen Kernschatten

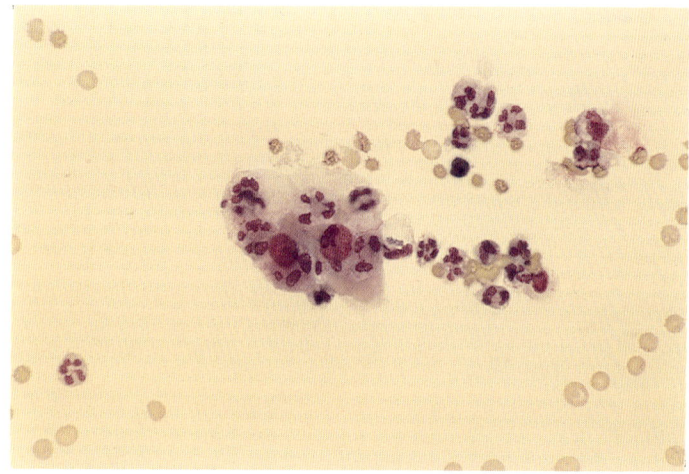

Abb. 102. Liquorrhoe: Plattenepithelzellen, neutrophile Granulozyten

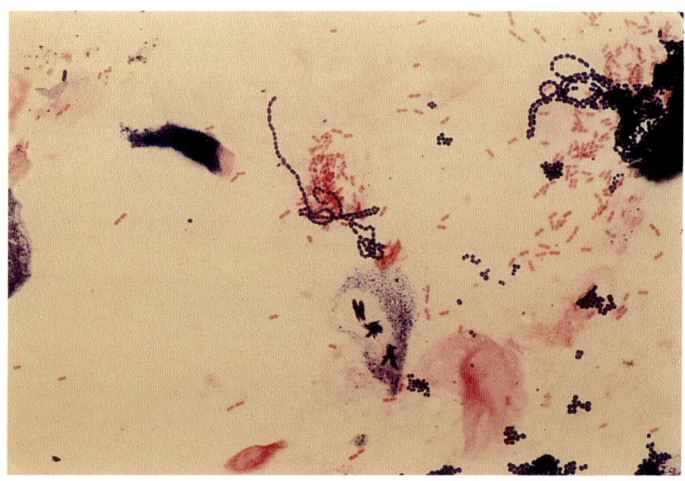

Abb. 103. Liquorrhoe (Gramfärbung): bakterielle Mischflora

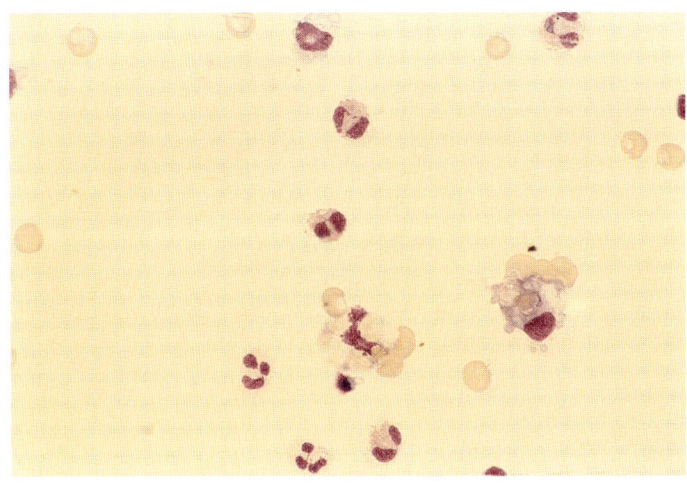

Abb. 104. Liquor eines 12 Tage alten Neugeborenen: Erythrophagen geben Hinweis auf eine Blutung

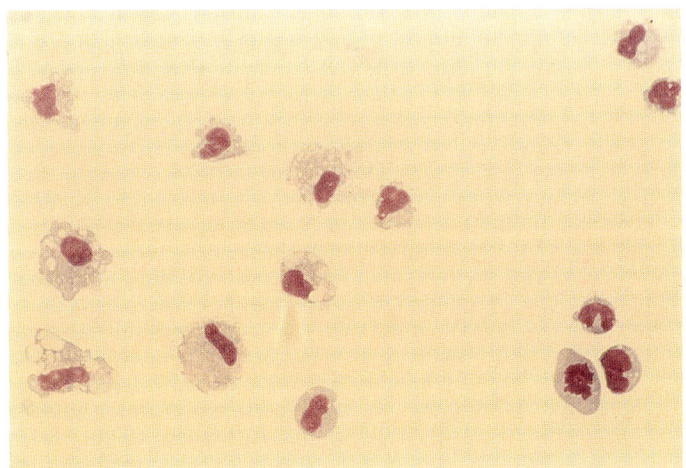

Abb. 105. Liquor eines 2 Tage alten Neugeborenen: mehrere zytoplasmareiche Monozyten bei normaler Zellzahl

Klinische Chemie und humorale Immunologie des Liquors

In den vorhergehenden Kapiteln wurde wiederholt auf chemische und immunologische Liquorbefunde eingegangen. Es erscheint daher für den auf diesem Gebiet nicht erfahrenen Leser ein kurzer Abriß der klinisch-chemischen und immunologischen Liquordiagnostik angebracht.

Klinische Chemie

99 % des Liquors ist Wasser. Im Vergleich dazu besteht Plasma nur zu 93 % aus Wasser (der wesentliche Unterschied besteht in den Proteinkonzentrationen). Die Osmolalität ist praktisch gleich, obwohl die individuelle Konzentration einzelner Elektrolyte durchaus unterschiedlich ist.

Die in Tabelle 2 gezeigten Referenzwerte für einige wichtige chemische Parameter im Liquor sind vielfach von den Serumwerten beeinflußt, und daher nur als Näherungswerte anzusehen. Grundsätzlich sollten daher alle Analysen immer parallel in Serum und Liquor durchgeführt werden.

Glukose

Der Referenzwert liegt zwischen 45–80 mg/dl (bzw. 50–66 % vom Serum-Wert).

Die Bestimmung der Glukose in Liquor und Serum ergibt wichtige Hinweise auf eine mögliche bakterielle Infektion des Liquorraumes. Die Mikroorganismen verbrauchen Glukose, dadurch sinkt der Glukosespiegel im Liquor in typischer Weise.

Liquor-Serum Quotienten < 0.4 zeigen eine Sensitivität von 80 % sowie eine Spezifität von 98 % bei der Diskriminierung von bakterieller gegen aseptischer Meningitis.

Cave Diabetes: Bei erhöhten Blutzucker-Werten ist der alleinige Liquor-Glukose-Wert wenig aussagekräftig, da dieser Liquor-Glukose-

Tabelle 2. Die wichtigsten klinisch-chemischen Analyte im Liquor mit den Vergleichswerten im Serum

Analyt		Liquor	Serum
Glukose	mg/dl	45,0–80,0	70,0–105,0
Gesamteiweiß	g/l	0,200–0,400	60,0–83,0
Natrium	mmol/l	138–150	135–145
Kalium	mmol/l	2,7–3,9	3,6–5,0
Chlorid	mmol/l	116–127	97–107
Osmolalität	mosmol/kg	279–302*	282–300*
Lactat	mmol/l	–2,1**	–2,2**

Referenzwerte:
* Wissenschaftliche Tabellen Geigy, Teilband Körperflüssigkeiten. 8. Auflage, Basel (1977)
** Thomas L (Hrsg.) Labor und Diagnose. 4. Auflage, Die Medizinische Verlagsgesellschaft Marburg (1992)
Alle übrigen Werte: Kaplan LA, Pesce AJ (Eds.) Clinical Chemistry, 3rd ed. Mosby St. Louis (1966)

Wert vom Serum-Wert abhängig ist. Entscheidend ist vielmehr der Liquor-Serum-Quotient der Glukose.

Zu beachten ist weiters, daß die Äquilibrierung der Werte zwischen Blut und Liquor bis zu 4 Stunden dauern kann. Dies ist inbesonders bei der Akuttherapie von entgleistem Diabetes wichtig, da hier die Blutzuckerwerte in kurzer Zeit stark schwanken können.

Cave Neugeborene: In den ersten Lebensmonaten gibt es keine strengen Beziehungen zwischen Liquor- und Serum-Glukose, zusätzlich sind die Werte der Serum-Glukose zum Teil extrem niedrig. Daher sind die Werte der Liquor-Glukose bei Neugeborenen schwer zu interpretieren.

Es lag nahe, diverse weitere Routineparameter aus der klinisch-chemischen Analytik auch für die Liquor-Diagnostik einzusetzen. Aufgrund der speziellen Eigenschaften der Blut-Liquor Schranke hat dies aber keine zusätzlichen diagnostischen oder differentialdiagnostischen Erkenntnisse erbracht [23].

Laktat hat lediglich eine geringe diagnostische Aussagekraft, zudem kann es bei Hämorrhagien falsch erhöht sein. Dasselbe gilt auch für die LDH. CRP ist ein insensitiver Parameter, dessen Wert wesentlich von der Gesamtreaktion des Körpers abhängt. Die Analysen der Zytokine sind teuer und zeitaufwendig. Ihre Werte sind ebenfalls von der Gesamtreaktion des Körpers abhängig, zudem sind die Analysenverfahren schlecht standardisiert.

Weitere Parameter von geringer praktischer Bedeutung sind: ß-Glukuronidase, Kreatinkinase (einschließlich Isoenzyme), Glukose-6-Phosphat Isomerase, Neopterin und β_2-Microglobulin.

Alle diese Parameter haben zu geringe Spezifität und/oder Sensitivität für die klinische Anwendung.

Proteine

Proteine werden entweder durch Pinozytose oder durch spezielle Transportmechanismen in den Liquorraum befördert.

82 % der Proteine stammen aus dem Serum, 18 % entspringen intrathekaler Produktion.

Zur Gesamt-Proteinbestimmung im Liquor können mehrere unterschiedliche Methoden benutzt werden (z. B. Biuret-Reaktion und diverse Farbbindungsreaktionen). Man beachte allerdings, daß diese Bestimmungsmethoden aufgrund der geringen Proteinkonzentration im Liquor zum Teil sehr störanfällig sind (z. B. durch Heparin [24] etc.). Die Analyse sollte daher grundsätzlich nur aus Liquor ohne jeden Zusatz durchgeführt werden.

Humorale Immunologie

Immunglobuline im Liquor

Der normale Liquor enthält – im Vergleich zum Serum – nur sehr geringe Mengen Immunglobuline. Für den Liquor-Spiegel ist neben dem aktuellen Serum-Spiegel auch das Molekulargewicht des betreffenden Proteins maßgebend (Tabelle 3).

Mit Hilfe Latex-verstärkter Reaktionen können auch Immunglobulin-Konzentrationen unter 1 mg/l mit hoher Präzision und Richtigkeit gemessen werden. Dies ist insbesonders wichtig für die Messung von IgA und IgM, aber auch kappa und lambda Leichtketten.

Tabelle 3. Vergleich der Referenzwerte von Albumin und den Immunglobulinen in Liquor und Serum [19]

Analyt	Dimension	Liquor	Serum
IgG	g/l	–0,040	8,0–17,0
IgA	g/l	–0,004	0,85–4,5
IgM	g/l	–0,001	0,6–3,7
kappa	g/l	nicht spezifiziert	2,0–4,4
lambda	g/l	nicht spezifiziert	1,1–2,4
Albumin	g/l	0,100–0,300	35,0–55,0

Die Werte im Liquor sind von der Serum-Konzentration abhängig, daher können die angegebenen Referenzbereiche nur als Annäherung gelten!

Zur Differentialdiagnose zwischen Schrankenstörung und inthrathekaler Immunglobulin-Synthese

Bei verschiedenen Erkrankungen steigt die Konzentration von Proteinen im Liquor. Die Ursache dafür kann sein:

1. gesteigerte Durchlässigkeit der Blut-Liquorschranke
2. gesteigerte intrathekale Produktion von Immunglobulinen.

Die Messung der Konzentration des jeweiligen Immunglobulins allein läßt keine Unterscheidung zwischen beiden Möglichkeiten zu. Für diese Diskriminierung wird zusätzlich die Konzentration eines Marker-Proteins benötigt, das nicht intrathekal produziert wird. Albumin ist als derartiges Marker-Protein gut geeignet, da es intrathekal nicht produziert wird und eine definierte Transportrate durch die Blut-Liquorschranke hat.

Die Funktion der Blut-Liquorschranke läßt sich gut durch das Verhältnis der Konzentrationen von Albumin in Liquor und Serum, dem sog. „Albumin-Quotienten", beurteilen. Der obere Referenzwert für den Erwachsenen beträgt 7×10^{-3}. Die Blut-Liquorschranke ist bei Neugeborenen beträchtlich durchlässiger, daher findet man hier Referenzwerte bis 25×10^{-3}.

Zur weiteren Abgrenzung der reinen Schrankenstörungen von Fällen mit lokaler Immunglobulin-Synthese hat Link [25] einen Immunglobulin-Index angegeben:

Immunglobulin-Index = Konzentrationsquotient Liquor/Serum des betreffenden Immunglobulins, dividiert durch den Konzentrationsquotienten Liquor/Serum von Albumin.

Der obere Referenzwert für den IgG-Index beträgt 0,7.

Die Konzentrationen von Albumin und den einzelnen Immunglobulinen in Liquor und Serum können auch nach einem mathematischen
Algorithmus [Reiber-Formel] und verschiedenen Konstanten (Tabelle 4) zueinander in Beziehung gebracht werden [26]. Damit kann die
Menge des intrathekal synthetisierten Immunglobulins quantitativ
erfaßt werden. Zur leichteren Beurteilung der Verhältnisse gibt Reiber
[27] auch drei verschiedene Diagramme für die Immunglobuline IgG,
IgA und IgM an. Mit deren Hilfe kann bei entsprechenden Krankheitsbildern semiquantitativ dargestellt werden, wieviel des Liquor-Immun-
globulins intrathekal produziert wurde und/oder ob es im Rahmen einer
Schrankenstörung zu vermehrtem Durchtritt des Immunglobulins durch
die Blut-Liquorschranke gekommen ist.

$$IgX_{loc} = Q_{IgX} \times (a/b \sqrt{Q_{Alb}^2 + b^2} - c) \times IgX \qquad \text{(Reiber-Formel)}$$

IgX_{loc} Intrathekale Synthese des betreffenden Immunglobulins
Q_{IgX} Liquor/Serum Quotient des betreffenden Immunglobulins
Q_{Alb} Liquor/Serum Quotient Albumin
IgX Serum-Konzentration des betreffenden Immunglobulins
a/b, b, c Konstante (s. Tabelle 4)

Werden die Albumin- und Immunglobulin-Quotienten in das jewei-
lige Diagramm eingetragen, läßt sich am Schnittpunkt der Koordinaten
eine allfällige Schrankenstörung und/oder eine eventuelle intrathekale
Immunglobulinproduktion direkt ablesen. In Abb. 106 ist das Diagramm für IgG beispielhaft gezeigt. Je nach Lage des Koordinaten-
Schnittpunktes kann man 5 typische Konstellationen unterscheiden:
(1) Referenzbereich
(2) Schrankenstörung ohne intrathekale IgG-Synthese
(3) Schrankenstörung mit intrathekaler IgG-Synthese
(4) Intrathekale IgG-Synthese ohne Schrankenstörung
(5) Unplausibles Resultat. Fehlmessung oder Probenverwechslung

Tabelle 4. Die Werte der Konstanten aus der Reiber-Formel

IgX	a/b	b²	c
IgG	0,8	15×10^{-6}	$1,8 \times 10^{-3}$
IgA	0,72	80×10^{-6}	$5,1 \times 10^{-3}$
IgM	0,65	150×10^{-6}	$7,5 \times 10^{-3}$

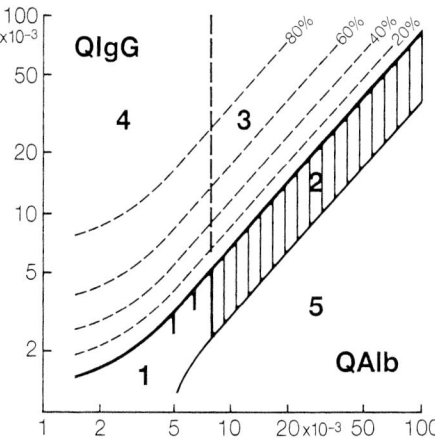

Abb. 106. Liquor/Serum – Quotientendiagramm für IgG, zur direkten Ablesung von Schrankenstörung und/oder intrathekaler Immunglobulin-Synthese mittels der Liquor-Serum Quotienten von Albumin und des betreffenden Immunglobulins (Lit. 27). Mit freundlicher Genehmigung des Verlages

Die strichlierten Linien geben die relative Konzentration an intrathekal produziertem Immunglobulin in Prozent von der Gesamtmenge des jeweiligen Immunglobulins im Liquor an.

Für IgA und IgM gibt es ähnliche Diagramme, allerdings mit zum Teil geänderten Achsenteilungen.

Die intrathekale Immunglobulin-Produktion wird im Sinne der klonalen Restriktion nach einiger Zeit lediglich einige wenige Immunglobulin-Idiotypen umfassen.

Mit geeigneten ultrasensitiven Methoden ist es möglich, spezifische Antikörper (z. B. gegen Borrelia burgdorferi) sowohl in Serum, als auch im Liquor quantitativ zu erfassen. Mit Hilfe der Reiber-Formel kann man damit die intrathekale Produktion von spezifischen Antikörpern bestimmen, und somit die diagnostische Sensitivität der Methode noch weiter steigern. Es ist allerdings zu beachten, daß bei den vorliegenden äußerst geringen Titern an spezifischen Antikörpern die methodischen Probleme enorm sind, und die erhaltenen Werte große analytische Varianzen aufweisen können. Umfangreiche mathematische Operationen mit inpräzisen Meßwerten ergeben aber nicht eben präzise Resultate, sodaß derartige Ergebnisse mit der nötigen Skepsis zu betrachten sind!

Oligoklonale Banden

Die Isoelektrische Fokussierung ist eine elektrophoretische Trennmethode für Proteine, bei der z. B. Immunglobuline in eine große Zahl von Idiotypen-Banden aufgetrennt werden können. Vergleicht man nun die Immunglobulin-Bandenmuster aus Liquor und Serum, so lassen sich relativ leicht eventuelle zusätzliche Banden im Liquor identifizieren. Diese stammen definitionsgemäß aus intrathekaler Immunglobulin-Produktion und werden als „oligoklonale Banden" bezeichnet. Sie treten häufig bei Multipler Sklerose, aber auch bei anderen chronisch entzündlichen ZNS-Erkrankungen auf [28].

Die Polymerase-Ketten-Reaktion (PCR)

Diese Methode wird für den Erregernachweis bei akut-entzündlichen Erkrankungen eingesetzt. Der Erregernachweis kann in geeigneten Fällen durch direkten bakteriologischen Nachweis von Keimen erfolgen. In anderen Fällen, wie z. B. bei der tuberkulösen Meningitis oder der Herpes-Enzephalitis kann aber der direkte bakteriologische bzw. virologische Erregernachweis zu langwierig oder zu schwierig sein, sodaß ein Nachweis der Tuberkelbazillen bzw. Viren über deren DNA (oder – wenn notwendig – auch RNA) mittels der PCR vorzuziehen ist. Diese Analyse hat den großen Vorteil, binnen weniger Stunden ein Resultat aus geringsten Mengen an Probematerial liefern zu können. Als gravierender Nachteil sind aber die aus technischen Gründen gelegentlich falsch positiven Resultate zu nennen.

Derzeit ist klinisch der Nachweis von Viren der Herpesgruppe von Bedeutung, weil in diesem Fall der Nachweis der viralen DNA in der PCR relativ rasch, einfach und zuverlässig ist.

Der Erregernachweis im Liquor mittels gentechnologischer Methoden ist ein rasch expandierendes Forschungsgebiet. Hier werden ständig neue Tests und Erregernachweise beschrieben und angeboten. Es ist allerdings aufgrund gegenwärtiger technischer Probleme Vorsicht geboten und für Euphorie kein Platz [29].

Literatur

Besonders verweisen wir auf folgende Standardwerke, die auch ein ausführliches Literaturverzeichnis enthalten:

- Atkinson BF: Atlas of diagnostic cytopathology. W. B. Saunders (1992)
- Bigner SH: Cytopathology of the central nervous system. Edward Arnold Publishers (1994)
- Dufresne JJ: Praktische Zytologie des Liquors. Documenta Geigy (1971)
- Fishman RA: Cerebrospinal fluid in diseases of the nervous system. Second edition. W. B. Saunders (1992)
- Kölml HW: Liquorzytologie. Springer (1978)
- Oehmichen M: Cerebrospinal fluid cytology. Georg Thieme (1976)
- Sayk H: Cytologie der Cerebrospinalflüssigkeit. VEB Gustav Fischer Verlag (1960)

Folgende Spezialliteratur dient zur Ergänzung:

1. Wekerle H et al.: Cellular immune reactivity within the CNS. Trends Neurosci. 9: 271–277 (1986)
2. Oehmichen M et al.: Origin, proliferation and fate of cerebrospinal fluid cells. J. Neurol. 227: 145–150 (1982)
3. Unger ER et al.: Male donor-cells in the brains of female sex-mismatched bone marrow transplant recipients: a Y-chromosome specific in situ hybridization study. J. Neuropathol. Exp. Neurol. 52: 460–470 (1993)
4. Perry VH: Inflammation in the nervous system. Curr. Opin. Neurobiol. 5: 636–641 (1995)
5. Gold R et al.: T-cell apoptosis in autoimmune diseases: termination of inflammation in the nervous system and other sites with specialized immune-defense mechanisms. Trends Neurosci. in press (1997)
6. Cserr HF et al.: Drainage of brain extracellular fluid into blood and deep cervical lymph and its immunological significance. Brain Pathol. 21: 269–276 (1992)

7. Kleine TO: Mechanisierte Zählung und Differenzierung von Liquorzellen. Lab. Med. 15: 51–59 (1991)

8. Lehmitz R und Kleine TO: Liquorzytologie: Ausbeute, Verteilung und Darstellung von Leukozyten bei drei Sedimentationsverfahren im Vergleich zu drei Zytozentrifugen-Modifikationen. Lab. Med. 18: 91–99 (1995)

9. Prange H: Neurosyphilis. In: Praktische Neurologie Vol. 4, Neundörfer B, Schimrigk K und Soyka D (Hrsg.) Edition Medizin, VCH (1987)

10. Razavi-Encha F et al.: Cytologic features of cerebrospinal fluid in Lyme disease. Acta Cytol. 31: 439–440 (1987)

11. Wiethölter H and Dichgans J: Diagnosis of cerebral Whipple disease by cerebrospinal fluid cytology. Arch. Psychiatr. Nervenkr. 231: 283–287 (1982)

12. Teder DG et al.: Herpes simplex virus infection as a cause of benign recurrent lymphocytic meningitis. Ann. Int. Med. 121: 334–338 (1994)

13. de la Monte SM et al.: Polymorphous meningitis with atypical mononuclear cells in Sjogren's syndrome. Ann. Neurol. 14: 455–461 (1983)

14. Chaudrhy HJ and Cunha BA: Drug-induced aseptic meningitis. Postgrad. Med. 90: 65–70 (1991)

15. Asbury AK and Cornblath DR: Assessment of current diagnostic criteria for Guillain-Barré syndrome. Ann. Neurol. 27 (Suppl): 21–24 (1990)

16. Holldorf B und Altenkirch H: Migraine accompagnée und abakterielle Meningitis. Akt. Neurol. 17: 77–80 (1990)

17. Kleine TO et al.: Analyse von Lymphozyten-Subpopulationen im Liquor cerebrospinalis. In: Schmitz G, Rothe G (Hrsg.) Durchflußzytometrie in der klinischen Zelldiagnostik. Schattauer Verlag (1994)

18. Bamborschke S und Huber M: Liquorzytologie bei meningealer Aussaat von Leukämien und malignen Lymphomen. Sichere Diagnose durch Immunzytochemie. Nervenarzt 63: 218 (1992)

19. Felgenhauer K: Liquordiagnostik. In: Thomas L (Hrsg.) Labor und Diagnose, 4. Auflage. Die Medizinische Verlagsgesellschaft, p. 1717 (1992)

20. Bischoff A und Willi H: Ergebnisse der Liquorzytodiagnostik beim Neugeborenen und Säugling. Helvetica Paed. Acta 1: 24–35 (1962)

21. Baziomo JM et al.: Retrospective analysis of 1331 samples of cerebrospinal fluid in newborn infants with suspected infection. Arch. Pediatr. 2: 833–839 (1995)

22. Dalens B et al.: Cerebrospinal fluid cytomorphology in neonates. Acta Cytol. 26: 395–400 (1982)
23. Watson MA and Scott MG: Clinical utility of biochemical analysis of cerebrospinal fluid. Clin. Chem. 41: 343–360 (1995)
24. Bauer K and Huber K: Protein Determination of Cerebrospinal Fluid by the Coomassie Brilliant Blue Assay in Vacutainer Vials: Interference by Lithium Heparin. Clin. Chem. 40: 997–998 (1994)
25. Link H and Tibbling G: Principles of albumin and IgG analysis in neurological disorders II. Relation of the concentration of the proteins in serum and cerebrospinal fluid. J. Clin. Lab. Invest 37: 391 (1977)
26. Reiber H and Felgenhauer K: Protein transfer at the blood cerebrospinal fluid barrier and the quantitation of the humoral immune response within the central nervous system. Clin. Chim. Acta 163: 319–328 (1987)
27. Reiber H: Liquorproteindiagnostik. In: Thomas L et al. (Hrsg.) Proteindiagnostik. Behringwerke AG (1991)
28. Kaiser R et al.: Intrathekale IgG-Synthese: Wann ist eine Bestimmung der oligoklonalen Banden erforderlich? Nervenarzt 66: 618–623 (1995)
29. Monteyne PH et al.: Polymerase chain reaction as a tool for rapid diagnosis of meningitis and encephalitis. J. Lab. Med. 20: 506–507 (1996)

Sachverzeichnis

118

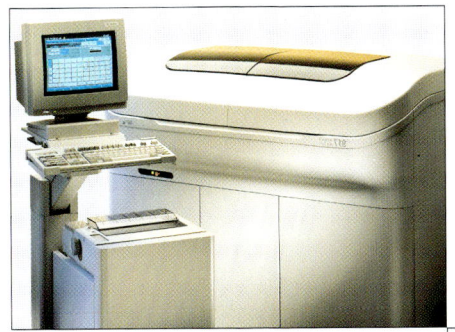
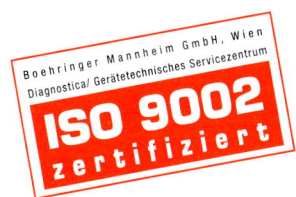
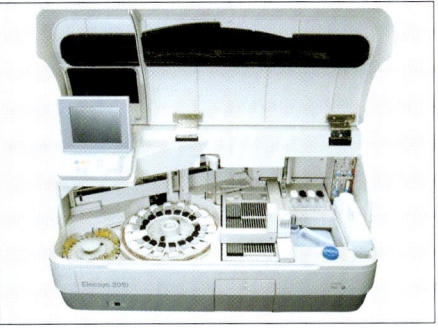
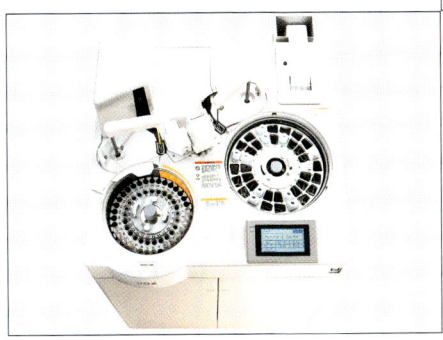
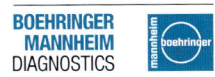

SpringerMedizin

Wolf-Rüdiger Külpmann,

Hans-Krister Stummvoll, Paul Lehmann

Elektrolyte

Klinik und Labor

Zweite, erweiterte Auflage
1997. 40 Abbildungen. VIII, 164 Seiten.
Broschiert DM 39,–, öS 275,–
ISBN 3-211-82975-X

In diesem Buch werden die medizinische Bedeutung der Elektrolyte und ihre Bestimmung behandelt. Auf diese Weise wird dem Kliniker ermöglicht, Einblick auch in die Analytik der Elektrolyte zu gewinnen. Die im Labor Tätigen erhalten einen Überblick über Physiologie und Pathologie des Elektrolythaushalts.

Das Buch beschreibt im ersten Teil komprimiert den aktuellen Stand der Diagnose und Therapie von Störungen im Elektrolythaushalt und bietet dem Arzt sowohl eine rasche Orientierungshilfe am Krankenbett, als auch eine vertiefende Einsicht in pathophysiologische Zusammenhänge. Ein besonderer Abschnitt befaßt sich mit den Elektrolyten im Urin.

In den anschließenden Kapiteln werden Präanalytik und Analytik der Elektrolyte unter besonderer Berücksichtigung der Bestimmung mittels ionenselektiver Elektroden sowie „enzymatischer" Methoden und trägergebundener Reagenzien („Trockenchemie") einschließlich der Qualitätssicherung besprochen.

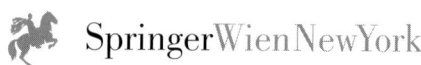

SpringerWienNewYork

Sachsenplatz 4-6, P.O.Box 89, A-1201 Wien, Fax +43-1-330 24 26,
e-mail: order@springer.at, Internet: http://www.springer.at
New York, NY 10010, 175 Fifth Avenue • D-14197 Berlin, Heidelberger Platz 3
Tokyo 113, 3-13, Hongo 3-chome, Bunkyo-ku

SpringerMedizin

Franz Aichner, Eduard Holzer (Hrsg.)

Schlaganfall

Vorsorge, Behandlung und Nachsorge.
Ein Ratgeber für Gesunde, Patienten und Angehörige

1996. 13 Abbildungen. XIV, 258 Seiten.
Broschiert DM 23,–, öS 160,–
ISBN 3-211-82851-6

Der Schlaganfall ist eine von der Gesellschaft und der modernen Medizin noch nicht bewältigte Krankheit. Das Buch beginnt mit der Geschichte eines Schlaganfallpatienten, der seine Erlebnisse während der Erkrankung und seinen Umgang mit der Behinderung im Detail schildert. Im weiteren wird von einem erfahrenen Schlaganfallteam die Entwicklung zum Schlaganfall beschrieben und die Lebensweise, das Verhalten und die Risikofaktoren analysiert, die die Entstehung des Schlaganfalls begünstigen. In einem weiteren Kapitel wird die Schlaganfallerkrankung als Notfallerkrankung und ihre Behandlung im Krankenhaus dargestellt. Ein Schlaganfallteam aus verschiedenen Disziplinen übernimmt die weitere stationäre und ambulante Behandlung, in deren Mittelpunkt der Patient und seine Familie stehen müssen. Behandlungsformen und der Umgang mit dem behinderten Patienten werden dargestellt. Am Ende des Buches findet sich ein Schlaganfall-Lexikon mit den wichtigsten Begriffen sowie weiterführende Literatur und Kontaktstellen für Betroffene.

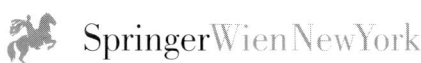

SpringerWienNewYork

Sachsenplatz 4-6, P.O.Box 89, A-1201 Wien, Fax +43-1-330 24 26,
e-mail: order@springer.at, Internet: http://www.springer.at
New York, NY 10010, 175 Fifth Avenue • D-14197 Berlin, Heidelberger Platz 3
Tokyo 113, 3-13, Hongo 3-chome, Bunkyo-ku

Springer-Verlag und Umwelt

ALS INTERNATIONALER WISSENSCHAFTLICHER VERLAG sind wir uns unserer besonderen Verpflichtung der Umwelt gegenüber bewußt und beziehen umweltorientierte Grundsätze in Unternehmensentscheidungen mit ein.

VON UNSEREN GESCHÄFTSPARTNERN (DRUCKEREIEN, Papierfabriken, Verpackungsherstellern usw.) verlangen wir, daß sie sowohl beim Herstellungsprozeß selbst als auch beim Einsatz der zur Verwendung kommenden Materialien ökologische Gesichtspunkte berücksichtigen.

DAS FÜR DIESES BUCH VERWENDETE PAPIER IST AUS chlorfrei hergestelltem Zellstoff gefertigt und im pH-Wert neutral.